PAJAMA

PILATES

PAJAMA PILATES

睡衣皮拉提斯

拉伸、肌力及肌肉張力
40式居家訓練

作者

瑪麗亞·曼金
MARIA MANKIN

插畫

瑪雅·托姆利亞諾維奇
MAJA TOMLJANOVIC

國家圖書館出版品預行編目（CIP）資料

睡衣皮拉提斯：拉伸、肌力及肌肉張力 40 式居家訓練 / 瑪麗亞·
曼金 (Maria Mankin) 著；饒素芬譯. -- 初版. -- 臺北市：墨刻出版
股份有限公司出版：英屬蓋曼群島商家庭傳媒股份有限公司城邦
分公司發行, 2022.05
　面； 公分
譯自：Pajama pilates : 40 exercises for stretching,
strengthening, and toning at home
ISBN 978-986-289-720-1(精裝)

1.CST: 運動健康
411.71　　　　　　　　　　　　　　　111006103

I S B N　978-986-289-720-1（精裝）
E I S B N　9789862897256（EPUB）
定價 NT 380 元
2022 年 5 月初版

版權所有·翻印必究

墨刻出版

睡衣皮拉提斯
拉伸、肌力及肌肉張力 40 式居家訓練

作　　　　者	瑪麗亞·曼金（MARIA MANKIN）
插 畫 設 計	瑪雅·托姆利亞諾維奇（MAJA TOMLJANOVIC）
譯　　　　者	饒素芬
校　　　　對	周詩嫻
美 術 編 輯	袁宜如

發 行 人	何飛鵬
事業群總經理	李淑霞
出 版 公 司	墨刻出版股份有限公司
地　　址	台北市民生東路 2 段 141 號 9 樓
電　　話	886-2-25007008
傳　　真	886-2-25007796
E M A I L	service@sportsplanetmag.com
網　　址	www.sportsplanetmag.com

發　　　　行　英屬蓋曼群島商家庭傳媒股份有限公司城邦分公司
　　　　　　　地址：104 台北市民生東路 2 段 141 號 2 樓
　　　　　　　讀者服務電話：0800-020-299
　　　　　　　讀者服務傳真：02-2517-0999
　　　　　　　讀者服務信箱：csc@cite.com.tw
　　　　　　　劃撥帳號：19833516
　　　　　　　戶名：英屬蓋曼群島商家庭傳媒股份有限公司城邦分公司

香 港 發 行　城邦（香港）出版集團有限公司
　　　　　　　地址：香港灣仔駱克道 193 號東超商業中心 1 樓
　　　　　　　電話：852-2508-6231
　　　　　　　傳真：852-2578-9337

馬 新 發 行　城邦（馬新）出版集團有限公司
　　　　　　　地址：41, Jalan Radin Anum, Bandar Baru Sri Petaling,
　　　　　　　57000 Kuala Lumpur, Malaysia
　　　　　　　電話：603-90578822
　　　　　　　傳真：603-90576622

經 銷 商　　聯合發行股份有限公司（電話：886-2-29178022）
　　　　　　　金世盟實業股份有限公司
製 版 印 刷　漾格科技股份有限公司
城 邦 書 號　LSP017

給莉娜，

我的母親，多年來
她的創造力、
毅力和愛一直激勵著我。

CONTENTS

穿著睡衣的
皮拉提斯

歡迎與我一起開始練習皮拉提斯，而且在你穿著睡衣的時候
（所以，現在起我們稱之為睡衣皮拉提斯吧）。
這本書是專為你設計，
非常合適在家中進行的皮拉提斯練習——
而且，不要懷疑——儘管穿著睡衣完成！

無論是在臥室、廚房、浴室還是客廳，你都不需要離開家，不管穿著什麼衣服都非常合適練習本書為你設計的40式皮拉提斯。皮拉提斯大師——約瑟夫‧皮拉提斯在100年前開發了這套享譽國際的運動訓練系統，睡衣皮拉提斯就是基於這套訓練，規劃出適合各種年齡層、體質及能力的動作，用來全面強化、伸展和調理你的肌肉。這些動作針對你身體的所有主要部位，從加強柔韌度、核心力量、姿勢的協調性下手，幫助你變得精實、強壯和健康，進而享受體能增進時所帶來的整體活力、幸福感和平衡感。

課表

皮拉提斯的課表內容中最重要的就是「**堅持練習**」。跟著《睡衣皮拉提斯》，你儘管在自己舒適的家中運動，將你的房子變成私人健身房，避免奔波於城鎮間去趕健身課程。看似簡單的練習，只需要你善用家中的不同空間，並使用不同的家具輔助——例如你的床、沙發

和浴缸等做為道具，所以，你完全不需要花俏的設備。若有任何需要讓訓練更有趣的，又能達到健身目的的道具，應該就只有輕鬆的睡衣和普通的居家用品——例如枕頭和幾個食物罐頭了。

關於我和我的靈感

在我二十多歲的時候，我帶著一個小型馬戲團離開義大利西西里，搬到美國舊金山。我們的馬戲團沒有馴獸師或騎獨輪車的黑猩猩，但我經常需要表演大膽的特技，因此，我的工作對我的身體一直是很大的負擔。如果可以回到過去，我會向當時年輕的自己低語：「嘿，聰明點，做皮拉提斯吧！」這句話是真的，在我做為雜技演員的職業生涯中，若一開始就有「睡衣皮拉提斯」這樣好的養生法，對我的工作及健康就很有幫助。

在美國從事馬戲團工作的幾年後，我在一段名為「跳過死亡之繩」的高難度特技表演上，從我丈夫的肩膀上摔下來，這一摔雖然對我來說是有點不尋常，但也是任何一個工作日都可能發生的。這個意外事件後，因為一個偶然的機會接觸到了皮拉提斯，當時，我的背部受傷，右肘的韌帶撕裂，然而卻因為幾回皮拉提斯的課程，我感覺到受傷的身體變強了，對自己的身體狀況更有知覺，所受的傷慢慢癒合了，而我更愛上了這些練習。

皮拉提斯不但幫我康復，還隨之改變了我的身體，甚至當我意識到我喜歡與其他人分享皮拉提斯時，真正的驚喜發生了——我成為了一名皮拉提斯教練。多年來，我為我的客戶記錄並繪製了練習動作，方便他們在家中進行練習。有一天，一位很喜歡在家工作的客戶需要一套早上在床上做的運動，於是，我畫了她穿著睡衣做皮拉提斯的課表。我們開始稱它為「睡衣皮拉提斯」，然後呢，我們都迷上了。當然，誰不喜歡舒適的睡衣呢？

《睡衣皮拉提斯》這本書收集了我過去20年教學期間，為我的客戶開發的家庭練習課表，不僅詳細說明分解動作，還有插圖示意，以便任何人拿起這本書都能安全地練習本書的課表。你準備好「睡衣皮拉提斯」了嗎？讓我們開始吧！

起手式

《睡衣皮拉提斯》介紹了40種居家皮拉提斯動作，
以家中的空間規劃為四大分類，
每一個空間的分類各有10到15分鐘的動作組合，
讓你在你的臥室、廚房、浴室和客廳都可以練習。你可以按照我給的
順序，也可以挑選你需要及喜歡的動作來持續訓練。

這些皮拉提斯練習適合幾乎所有體能級別的個人。請注意，練習前要閱讀皮拉提斯的基本概念，和《睡衣皮拉提斯》會用到的術語等。

臥室篇的動作適合初學者，並當做任何運動的熱身之用，包括當你要練習本書中對你個人較具挑戰性的動作之前。我建議你每天做這些練習，但是請懂得傾聽你的身體，如果你的體能需要你慢慢來、慢慢地加強也沒關係，重點是建立你日常練習的習慣。

每個動作都包括簡單的分解說明，「好處」部分強調對生理的益處，「變化」部分則說明如何以其他方式延伸動作或增加難度。

在訓練動作篇章的最後，我加上了更多的練習課表，來解決身體的特定狀況，或是達到健身目標，這些變化課表是我的學生們最常提出的問題，相信同樣能符合你的需要。

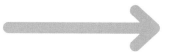

這裡是
你所需要的

→

床

椅子

沙發

桌子

茶几

瑜伽墊或地毯

枕頭

2個罐頭或輕磅啞鈴

網球

毛巾

浴缸

開始睡衣皮拉提斯的要訣

* 在開始之前，請查看第13頁的五個基本皮拉提斯概念和第16頁的睡衣皮拉提斯辭典。

* 嘗試在每天的同一時間練習以建立規律的運動習慣。

* 專注於呼吸，透過鼻子吸氣並以嘴吐氣。

* 保持緩慢而穩定的步伐。

* 用力時吐氣，或當你感覺動作較困難時大力吐氣。這有助於啟動你的核心（請參閱第14頁的啟動核心）來支撐你的動作。

* 傾聽你的身體，在你的體能和你的極限內運動。任何調整的建議都會在練習中說明。

* 你可以利用增加次數來增加訓練動作的難度。次數的增加要循序漸進，以免受傷。

* 部分動作的變化，我會建議一定的重複次數，但另一部分延伸變化，就讓你的身體告訴你何時停止。

* 如果你懷孕了，可以進行側臥、站立或利用手、膝來運動，但要避免背部或腹部的練習。

* 如果你受傷、身體不適或正從手術中恢復，請詢問你的醫生及保健專業人員是否可以開始練習皮拉提斯。

皮拉提斯的
五個基本概念

這些概念是皮拉提斯的基礎。因此，
為了讓你進行本書的每個訓練動作時既安全又有效，
記住這些基礎知識是非常重要的。
就算你練習的動作組合變多或變難，仍要經常參考本章節的要求，
直到最後這些提醒成為你自然而然的習慣。

1. 保持身體在中心線

經常練習皮拉提斯會幫助你喚醒對身體的意識和肌肉記憶，並能藉此讓身體找到對的中心線並能自行調整。無論是靜止還是動態的運動過程，讓身體回到適當的中心線不但能防止受傷，健康的姿勢會引導身體循著正確的力學而運動。

站立時

如果你的身體在對的一直線上，當你側身站在鏡子前，就可以畫出一條假想的鉛垂線，這條鉛垂線從你的耳朵中心開始，一直穿過你的肩膀、軀幹、臀部、膝蓋和腳踝的中心。當你的頭和肩膀向前塌陷或臀部比肩膀更向前傾時，你的身體就不在那條中線上。所以「站高」，是貫穿本書練習，讓身體站在中心線的重要

方法。站高時你的體重會轉移到你的腳後跟，並平均分配重量在你的兩腳及臀部距離的中間。然後，想像有一根繩子從你的頭頂向上拉，拉長了你站立的姿勢。

仰臥時

仰臥時，肩胛骨和胸腔靠在地板上，身體呈一條直線；你的手臂放在身體兩側，手掌朝上、朝下或朝內；你的脊椎便在身體的中心線（參見第15頁脊椎中立）。為了對齊你的下半身，彎曲你的膝蓋，雙腿與臀部距離相當，使你的髖骨與你的膝蓋對齊。再將雙腳平放在地板上，體重均勻分佈在它們之間。

仰臥曲膝

仰臥時，當肩胛骨和肋骨平躺在地板上，雙腿抬起呈一個桌面狀時，身體正在中心線上。將手臂放在身體兩側，手掌朝上、朝下或朝內；並且將腰椎貼在地上（請參閱第15頁的腰椎貼地），雙腿從臀部抬高，膝蓋彎曲90度，小腿與地面平行使雙腿呈桌面形狀。

雙手和雙膝跪地

當雙手和雙膝及地，你的雙手要在肩膀的正下方，你的膝蓋在你的臀部正下方，你的脊椎就位於身體的中心位。此時將頭稍微抬高，讓頭頂到尾骨形成一條長線，視線看向地面。

側躺

側躺時，肩膀和臀部都平放在同一平面上，雙腿隨著脊椎方向自然伸展，這時脊椎會在中心位置。

2.啟動核心

核心肌群位於人體軀幹的中央，負責保護脊椎和骨盆免受傷害。啟動核心肌群可藉由呼氣時收縮腹部深層肌肉促使核心肌群用力。在書中，我會利用較視覺化的說法，如「將肚臍拉向脊椎」來啟動你的核心。這個動作好似在下腹部有個凹杓，把肚子挖空，藉此使用到你的腹部深層肌

肉，在腹腔內產生壓力。當我們啟動核心就會減輕身體脊椎和骨盆的重量，使我們在運動時更容易穩定它們及身體的其他部位。

3. 脊椎中立

脊椎中立是指腰椎（下背部）的自然凹凸曲線。本書大多數練習都要在脊椎中立位置來完成。請側身站在鏡子前找到你的脊椎中立位置，先向身體前方收起尾骨，再向相反方向並將尾骨向後翹出誇大曲線，你會注意到這些姿勢都不像脊椎中立的自然曲線，於是找到一個既不用內收、也不必向後突出尾骨的自然姿勢，可以保持骨盆的穩定，就是你的脊椎中立位置。另外一種方法是放鬆地躺下，感受腰椎和地面之間的空間——這個空間的大小因人而異，以這幅度做為你的脊椎中立的幅度及脊椎中立的位置。

4. 腰椎貼地

當你背部平躺，臉部向上仰臥時，藉著向地面壓平腰椎的動作可以啟動你的核心。原本脊椎中立時腰椎與地面的空間這時會縮小或完全壓平。要做到腰椎貼地，要利用骨盆微微的向前向上捲起的動作，然後感覺肚臍像是往下拉向脊椎，這時就能啟動核心肌群。這個位置在皮拉提斯練習中很重要，例如當你的身體呈仰臥曲膝姿勢時，就能保護你的下背部。

5. 保持肌肉的穩定

大肌肉群是身體執行大部分的運動時會利用到的肌肉群，例如深蹲會用到臀大肌和股四頭肌等，其他肌肉這時就負責穩定和支撐你大肌肉群，確保你的身體軀幹不會受傷。核心肌群是脊椎和骨盆最大最重要的穩定器；我們身體的各個關節處也佈有穩定肌，來幫助關節能在適當對的位置活動，避免受到傷害。

睡衣皮拉提斯辭典

以下是本書中經常使用的皮拉提斯用語。熟悉這些詞彙指出
你身體的部位，了解他們，你很快就像專業人士一樣掌握這些動作。

核心肌群

核心肌群是身體的動力鏈、身體驅幹的內層肌肉或深層腹腔肌。這些位於我們身體驅幹中心呈圓柱形的肌肉組織群，頂部是橫膈膜；一直延伸到下端股盆底部；中間包括腹橫肌、腰方肌、腹內斜肌、腰大肌和脊椎多裂肌。學習如何正確啟動你的核心肌群永遠是練習皮拉提斯的重點，也是為任何動作提供穩定性、保護脊椎和骨盆及防止受傷的關鍵。

伸肌和屈肌

這些肌肉負責動作的伸展和屈曲。例如，我們手臂的伸肌是三頭肌，屈肌是二頭肌。三頭肌使雙臂伸直或伸展，二頭肌幫助雙臂縮緊或彎曲手臂。

筋膜

皮膚下的這層柔軟的結締組織像蜘蛛網一樣密集地交織在一起，而且延伸到全身成為包覆及支撐的架構。本書中的一些動作和伸展將激活和恢復不同部位的筋膜延展度。

臀肌

臀肌是髖部及臀部的伸肌，它們是位於髖部和臀部包括臀大肌及包圍臀部的大塊肌肉，深蹲或從坐姿到站姿就需要運運

動到臀肌群。

大腿後肌

大腿後肌，又名膕旁肌、腿後腱，這塊肌肉位於臀部和膝蓋之間的大腿後部，要肩負許多功能，除了彎曲膝蓋、向後抬腿時幫助臀部的伸展之外，對於平時行走和跑步至關重要。大腿後肌一旦緊繃，就會拉扯到下背部導致不適。

髖外展肌和內收肌

髖外展肌位於大腿外側，用來將腿拉離中線並外展（見「中線」）。髖內收肌位於大腿內側，是將大腿往軀幹中線拉回的肌肉。

髖屈肌

這個肌肉群在臀部彎曲時用來讓大腿向胸部抬起。腰大肌是最強壯的髖屈肌之一，當我們長期處於久坐不動的生活方式，腰大肌緊繃便很常見，引發的症狀是下背部和臀部的緊張和疼痛。

背闊肌

背闊肌是一大片三角形的肌肉，連結著上臂與脊椎。大部份的上半身動作都需要背闊肌發揮關鍵作用，如穩定肩部，上半身的旋轉、伸展和側彎等。

中線

這是一條假想的中心線，將身體分成左側和右側。

律動

律動指一些幅度小、頻率快，上下移動或左右移動的小範圍運動。

腹斜肌

腹斜肌是腹部肌肉，分為腹內斜肌和腹外斜肌，它們包裹在胸腔周圍，當上軀幹需要彎曲和旋轉時，為脊椎提供穩定性。

骨盆

骨盆由骶骨、尾骨和兩側的髖骨等四塊大骨組成，連接脊椎和下肢，保護腹部器官。

胸腔

胸腔由枝狀的肋骨系統組成，連結脊椎到胸骨，可以保護肺和心臟。當你將雙手放在胸腔周圍並深呼吸，就會感覺到向外擴張的肋骨。

薦髂關節

薦髂關節在股盆部位，左右各一，位於薦椎左右兩側，是骶骨與骨盆髖骨連接的地方。當薦髂關節不穩定時，通常一側或兩側的骶骨頂部會感到疼痛。

骶骨

骶骨是一個大的倒三角形骨，是脊椎的底部。它的底端與尾骨接合。骶骨與兩塊髖骨一起形成骨盆。

肩胛骨

肩胛骨是一塊扁平的三角形骨頭，在上背部的兩側各有一個肩胛骨，就像翅膀一樣。肩胛骨連接著鎖骨和上臂骨（肱骨）。肩胛骨是非常靈活的骨骼，可以上下、前後移動，還能交互延伸和內縮（參見第27頁的活動肩胛骨）。

坐骨

坐骨是坐姿時形成骨盆的下方兩塊骨頭。當你坐著挺直身體，你的坐骨便保持在平衡位置。

脊椎

脊椎或脊椎骨由一段從頭顱延伸到尾骨的三十三塊骨頭所組成，也稱為椎骨。脊椎包含幾個分段：頸椎（頸部）、胸椎（胸部）、腰椎（下背部）、骶骨（參見第18頁骶骨）和尾骨。增加健康的核心肌群有助於穩定和保護脊椎。

脊椎伸肌

這組肌肉從骶骨到顱底，延伸整個脊椎的長度。脊椎伸肌輔助脊椎的伸展及保持正確位置。

步幅

《睡衣皮拉提斯》內所提到的「步幅」是由你各人的自然步幅來衡量的，它的距離長度因人而異。

IN THE

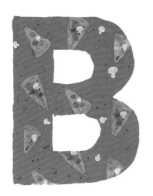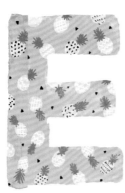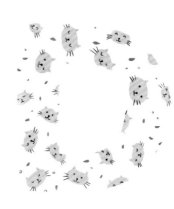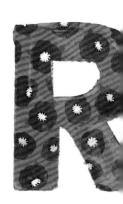

在臥室

在你的臥室一起床就容光煥發吧！或者，如古老的意大利諺語所說，
"Chi dorme non piglia pesci！" 意思是，「睡著的時候你抓不到魚。」
這個部分的練習可以輕鬆地喚醒你，讓你的身體做好迎接一天的準備。

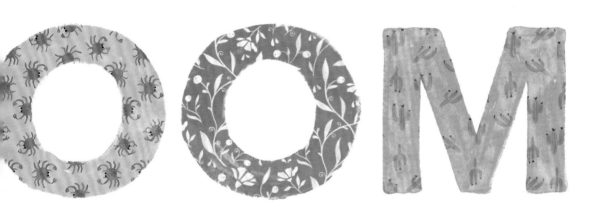

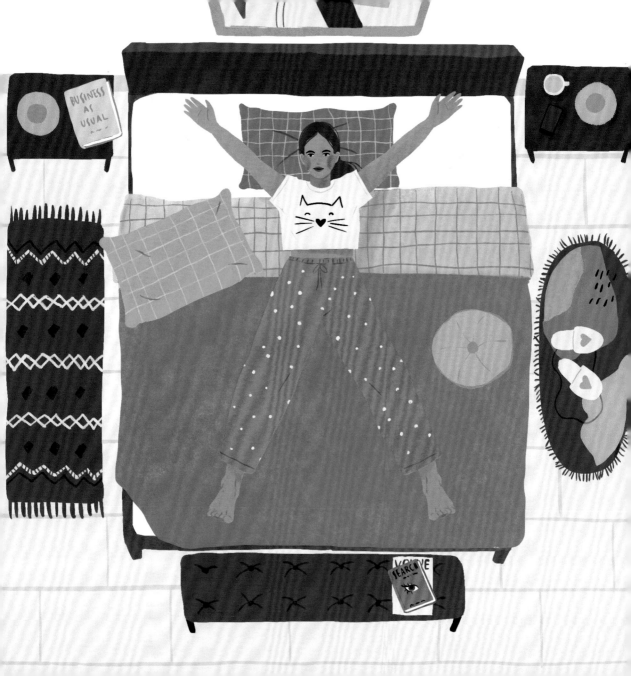

星星伸展

剛睡醒時，以星星伸展為
筋膜恢復活力並放鬆，
讓身體準備好一天的活動。
星星伸展好像星星在伸懶腰，
用這個詞描述我們伸展、
打哈欠和放鬆，就像狗兒或貓兒
常做的一般。那麼……
讓我們來伸懶腰吧！

好處

放鬆身體前側的筋膜；
啟動核心肌群；
提高肢體靈活性。

變化

一天的任何時候，你可以經常站著或
坐在你的辦公桌前伸懶腰。

1 平躺，背朝下。

2 吸氣時，將雙臂伸過頭頂，雙腿伸直，並
往床的四個角落延伸，模仿星星的形狀。
伸展時，手掌朝上，雙腳腳背下壓，腳尖
指向兩端。堅持片刻。

3 呼氣，在床上放鬆，停頓一下。

4 重複3到5次。

吸氣呼氣

呼吸連接我們的身心，
幫助我們平靜下來。
健康的呼吸可以改善大腦功能、
能量水平和肌肉性能。啟動呼吸肌，
尤其是橫膈膜、腹肌和胸腔肌肉，
是皮拉提斯和生活基本訓練。

好處

連接身心靈；減輕壓力；
釋放頸部和肩部的緊張感；
打開胸腔；提高肺活量；
激活核心肌群。

變化

呼氣時，將肚臍拉向脊椎，
就像要蓋個印在腰椎一樣。
當你吸氣時，
恢復脊椎中立的位置。

1 面朝上仰臥，身體平躺呈一直線；雙腿伸直或曲膝。

2 用鼻子吸氣，讓吸入的空氣充滿胸腔的各個角落。

3 用嘴巴吐氣，吐氣時稍微緊縮核心。

4 重複10到15次。

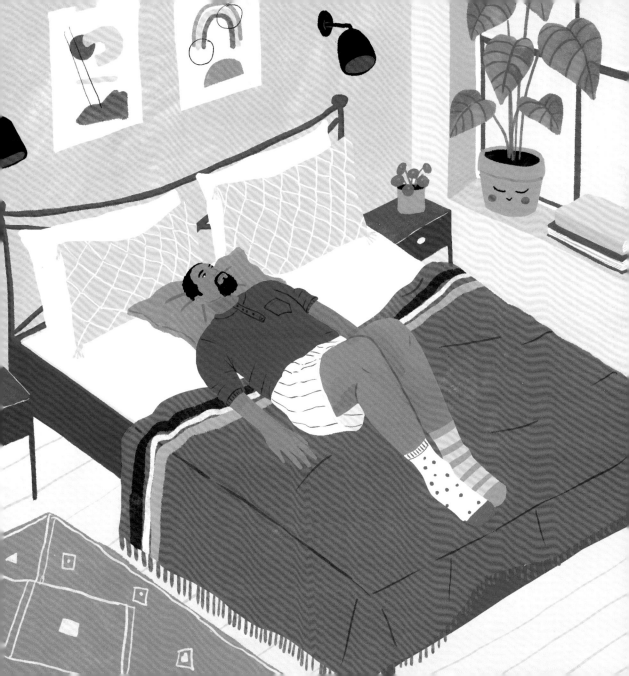

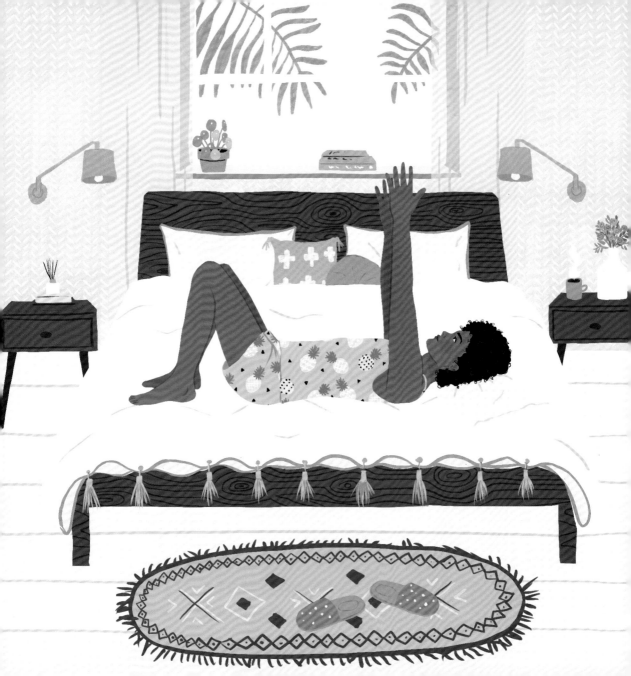

活動肩胛骨

這個練習，重點是充分活動肩胛骨，
並啟動肩胛骨附近負責維持穩定性
的肌肉。由於肩膀是身體最靈活
又最鬆弛的關節之一，
而這些支持性的肌肉必須
協同肩胛骨工作，
讓肩胛骨保持在適當位置。

好處

**擴展胸腔，
啟動核心和肩部的穩定肌群。**

變化

兩手交替，
向上伸出一隻手臂，
一次只活動一邊的肩胛骨。

做這個練習時握住
輕量的物品，如網球。

1 躺平仰臥，雙臂向上伸過肩膀，手掌朝
內，膝蓋彎曲，雙腿平行、分開與臀部同
寬，腳掌平放在床上。

2 雙手抬起，滑動肩胛骨，將指尖伸向天花
板。慢慢的做這個動作，但你應該要感覺
到肩膀正在伸展。

3 將手放回起點，感受肩胛骨被帶回起始位
置，肩部的穩定肌群肉被啟動。

4 重複，完成10次。

温和骨盆操

經過一晚的睡眠，
你的下背部整夜都沒有活動，
這就是它應做的伸展。
一開始可能會感覺有點僵硬，
但隨著移動，你的骨盆及整個下背會
愈來愈放鬆。運動是最好的乳液！

好處

活動核心肌群；
加強臀部和大腿後筋；
增加脊椎的柔軟度。

變化

每次將尾骨抬起離開床墊時，
維持3到5次呼吸。

1 面朝上仰臥，身體成一直線。

2 曲膝，雙腳踩床墊，準備啟動臀部肌肉。

3 將肚臍往內收向脊椎位置來收緊核心，抬起臀部的尾骨離開床面，讓骨盆傾斜懸空。

4 慢慢放下臀部回到起始位置。

5 重複10次。

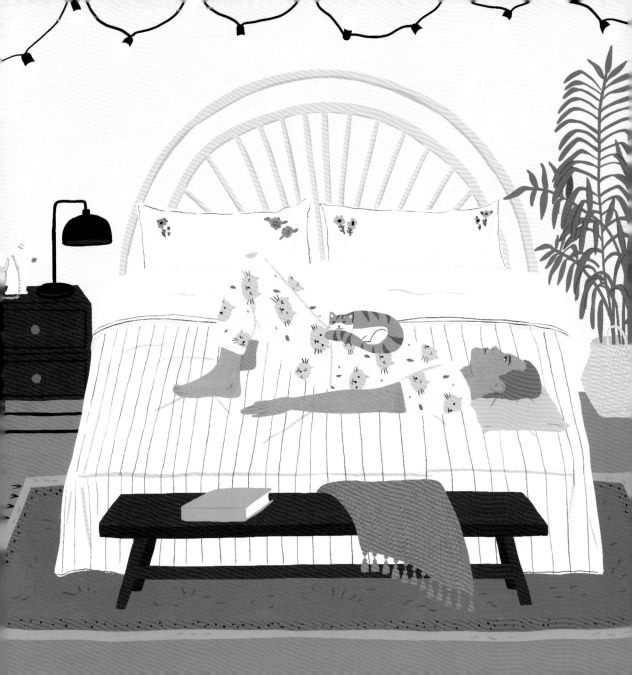

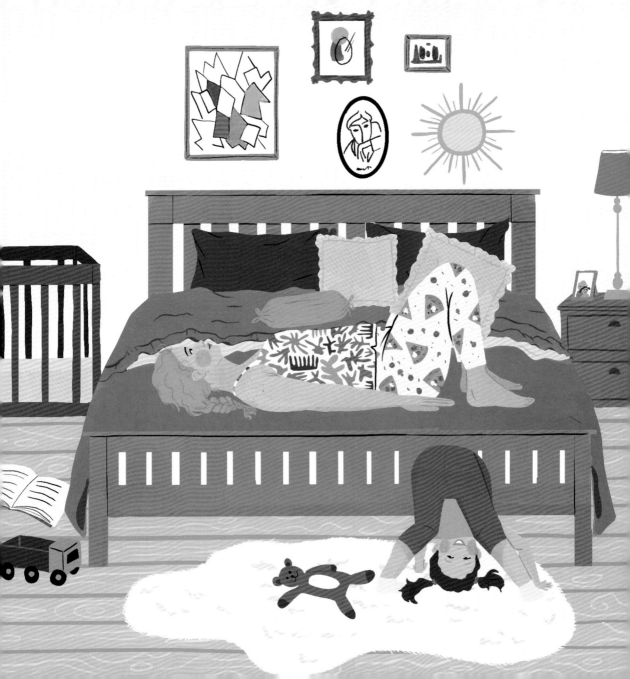

雙腿夾枕

這個訓練是加強核心、內收肌及大腿內側肌肉的一個絕佳方法。想像一個枕頭放在你的大腿內側時，你的膝蓋到臀部像拉鍊一樣拉緊，枕頭在雙腿之間被擠壓。當你利用到內收肌時，你就會感受到核心正在產生火花。

好處

增強內收肌的肌力；
活動核心肌群；
穩定下背部和骨盆；
讓薦髂關節對齊。

變化

雙腿交替，只用單側大腿夾壓枕頭，
然後替換另一腿，為一組。
重複10組。

1　面朝上仰臥在床上，身體平放曲膝，腳掌踏床墊。雙腿之間放一個枕頭。

2　呼氣時雙腿擠壓枕頭，保持臀部放鬆。

3　吸氣時鬆開枕頭。

4　重複10 次。

躺姿單側抬腿

暖身後是時候做個單側抬腿來刺激核心了，準備讓你的核心肌群跟你一起醒來。

啟動核心肌力；
加強髖屈肌肌力；
穩固脊椎和骨盆。

變化

雙腿抬高，膝蓋彎曲，
小腿形成一個桌面。
然後單腿放平再交互另一腿彎膝，
類似躺姿的交互抬腿跳，
左右各抬放一次為一組。
重複10組。

1　仰臥躺平，身體呈一直線。

2　收緊腹部將肚臍縮往脊椎位置，將右腿抬起彎曲膝蓋，小腿與床平行像一個桌面，這時臀部和膝蓋各別彎曲了90度。另一腳則踩在床上。

3　將抬高的腿升直與身體成90度，然後慢慢降低成45度，感受核心肌群正在使力。

4　再將膝蓋彎起，大腿抬高90度於床面，回到小腿呈桌面的姿勢。

5　重複10次，然後換腳完成10次。

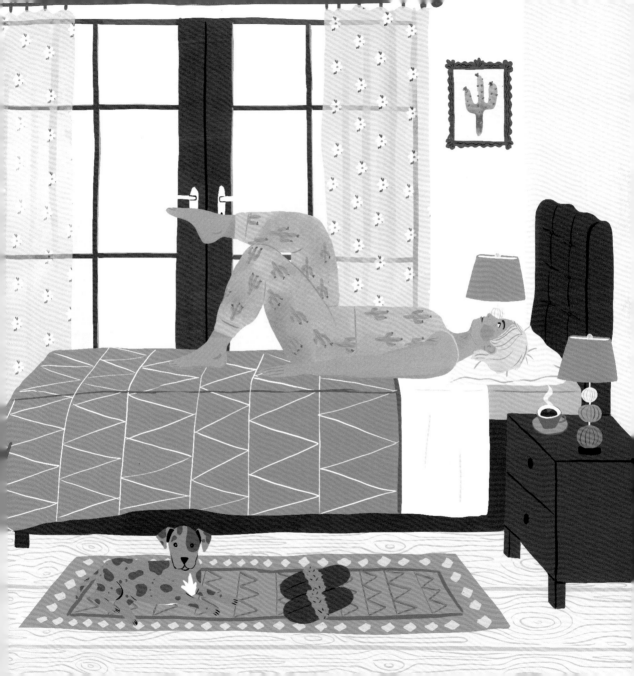

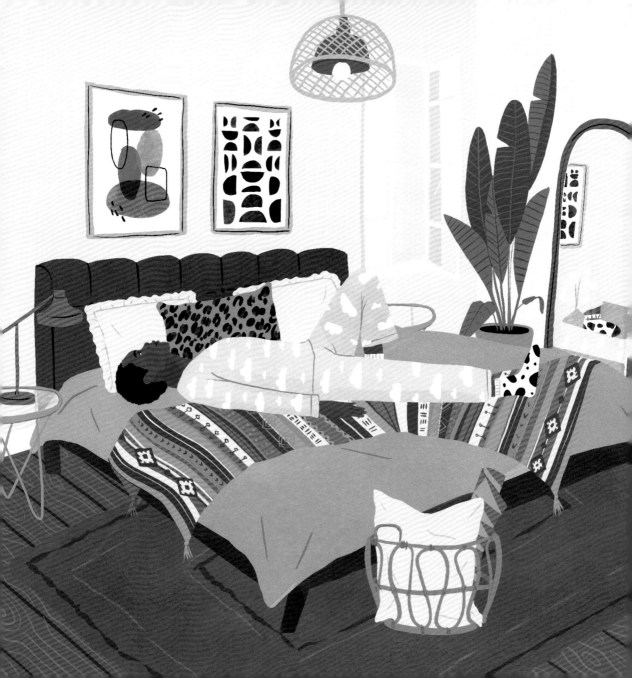

單腿滑行

這組動作就像是臀部的水療，
當你滑動你的腿時，
想像你的肚子上有一杯水，
如果你能平衡它而不溢出，
你的骨盆就穩定了，
正如Shakira的歌曲Hips don't Lie
所說，臀部是不會說謊的。

好處

加強髖屈肌；增加臀部的活動度；
啟動核心肌群；穩定骨盆。

變化

雙腿併攏同時移動。

1 仰臥躺平，身體呈一直線，雙腿縮起，腳掌踩在臀部下方。

2 將右腿的腳後跟從臀部往下滑，直到腿伸直，過程都要保持骨盆穩定。

3 將右腿滑回起始位置。

4 重複10次，然後換左側完成10次。

桌板支撑

如果你還沒有真正感覺到你的核心
被啟動，這是時候了！

好處

運動核心肌群；
加強髖屈肌群。

變化

將雙腿伸直朝向天花板，
然後曲膝，小腿平行床面呈桌板狀。
保持這個姿勢3次吸氣及呼氣，
再將雙腿伸直，完成5到10次。

1 仰臥躺平，身體呈一直線

2 腹部用力將肚臍縮向脊椎，像是腰椎有個
凹痕。

3 雙腿分別抬高，膝蓋彎曲，小腿形成一個
桌面。保持這個姿勢持續3次完整的吸氣及
呼氣（見第24頁）。

4 將抬起的腿放平。

5 重複3到5次，換另一側重複。

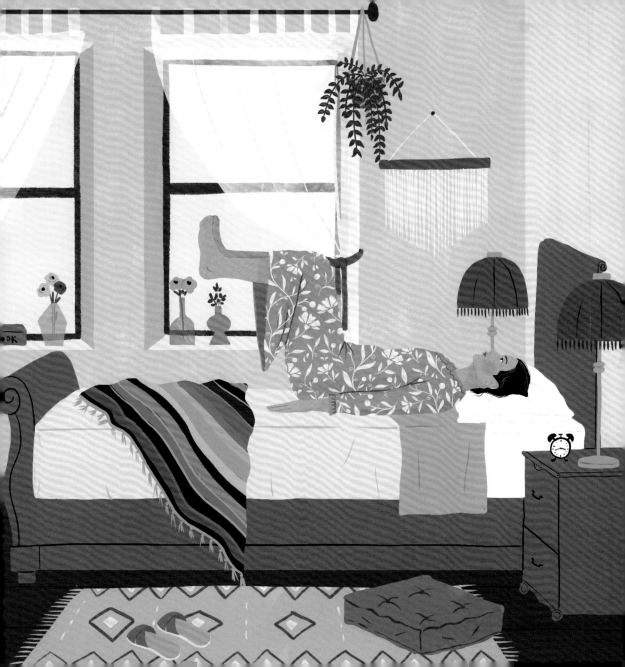

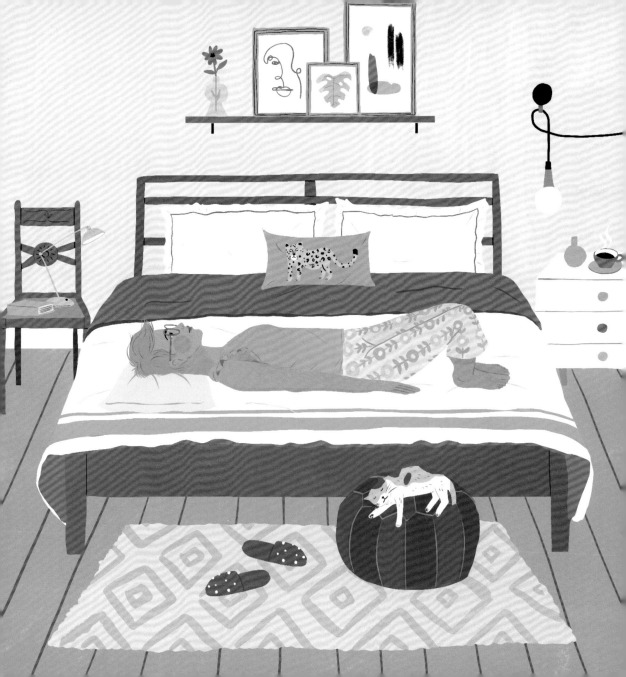

雙膝雨刷

這是用來刺激你的斜肌
（腹側肌肉），還有核心的動作。
雙膝像雨刷擺動時最常見的錯誤
是靠著股四頭肌來出力。
其實，專注你的力量
從腹部核心發出，
才能得到最大的好處及挑戰。

好處

加強腹側肌肉；
穩定脊椎和骨盆；
增加核心肌力。

變化

將你的雙腿抬高膝蓋彎曲，
小腿平行床面呈桌板支撐，
然後擺動你的膝蓋往一側，
然後再擺向反方向。

1 仰臥躺平，身體呈一直線，雙腿稍微縮起，腳掌踩著床面。

2 腹部出力將肚臍縮向脊椎，像是腰椎有個凹痕。

3 膝蓋擺動至一側，然後另一側，保持頭部、肩膀和肋骨平放在床上；擺動會讓另一側的臀部稍微抬離床上。

4 來回重複5次。

單腿畫圓

你有沒有覺得你運動時，
身體有一側比另一側好？
好像一側在水中漂浮，
另一側在泥濘中移動？
身體的不平衡很常見，
因為我們每個人都有一個優勢側
會比另一側使用得更多更好。
皮拉提斯專注於建立身體平衡，
讓身體兩側能平均施力。

好處

穩定臀部、骨盆和脊椎；
強化核心肌群；加強髖屈肌群。

變化

將單腿向天花板伸直，
用單腿畫大圓並重複這個動作。
畫圓時要穩定骨盆，
同時嘗試畫更大的圓圈。

1 仰臥躺平，身體在中心線，雙腿稍微縮起，腳掌踩著床面。

2 將右腿抬高，膝蓋彎曲，小腿與床平行呈一個小桌，腳踝勾起，保持姿勢。

3 利用髖關節劃小圓圈，同時保持骨盆穩定。

4 順時針畫圓5次，逆時針完成5次；然後換左側，順時針及逆時針各完成5次。

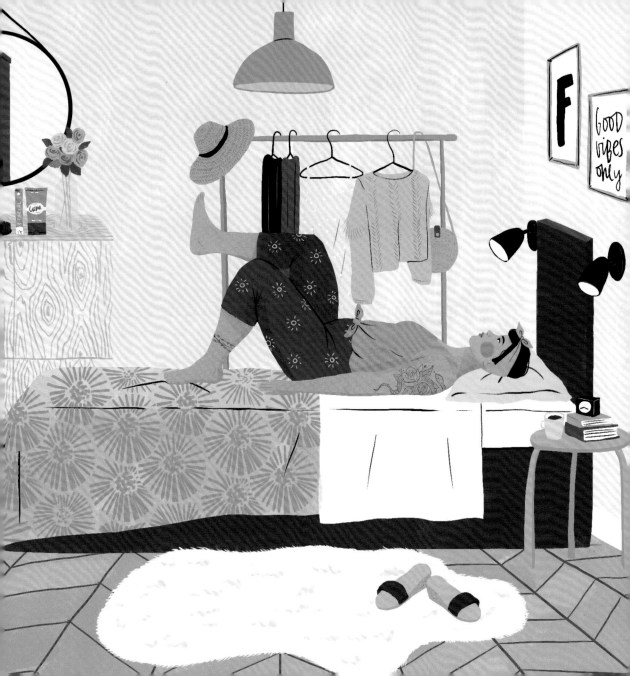

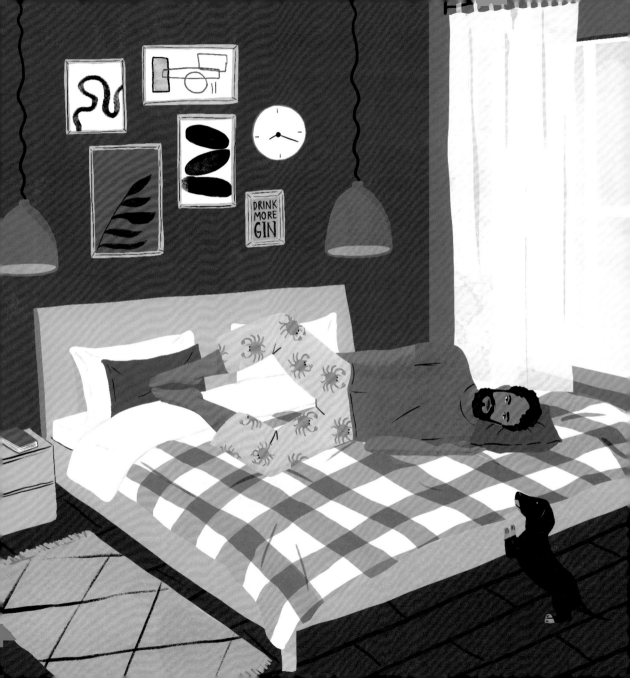

側臥的蛤蜊

側臥的蛤蜊這個動作可訓練一系列的肌肉，包括核心肌群、臀部肌肉和背部肌肉。因為這個動作會協同多個部位，我認識的許多物理治療師都利用它當做強化治療的萬靈藥。

好處

激活核心肌群；
加強髖關節的外展肌和臀肌；
增加髖關節活動度；
穩定臀部和脊椎；改善平衡。

變化

將你上方的手放在大腿上，給膝蓋在抬起時提供一些阻力。

1 側躺，身體呈一直線，用枕頭支撐頭部。將壓著的下方手臂彎著平放在床上，將另一手臂放在身體一側。

2 雙腿併攏，然後兩膝向前彎曲約 45 度。

3 雙腳輕輕抬離床，並在整個練習過程中保持抬起的狀態。

4 利用髖關節的螺旋運動，側轉抬起上側的腿膝蓋，雙腳背保持併攏，像蛤蜊打開它的殼一樣。然後，側轉降低你抬起的膝蓋，關閉「蚌殼」。

5 重複10次，然後轉身換另一側完成10次。

側臥脊椎扭轉

現在，是時候進行身體最需要的伸展運動，讓你打開你的胸腔，放鬆你的肩膀，這個動作與瑜伽躺姿訓練的膝蓋左右扭動類似。此外，可在床邊放一個罐頭以備不時之需。

好處
伸展斜肌、胸部和肩膀的前部；穩定臀部；啟動核心肌群。

變化
雙臂（或旋轉的手臂）手中握住湯罐或輕量物品。

1. 側躺，身體於中立位呈一直線，接著將臀部和膝蓋縮起，膝蓋彎曲大約90度。雙臂伸直，手掌併攏平放在床上，這時雙臂與肩膀同高。

2. 吸氣時，雙臂像扇子展開平放在床上，胸部向天花板扭轉打開，上半身輕輕扭轉至另一側，臀部維持單側抬起，手臂維持T形展開。

3. 保持雙臂打開與肩同高，以這個姿勢做3次吸氣及吐氣。然後身體轉到起始位置。

4. 重複3次，然後換到另一側完成3次。

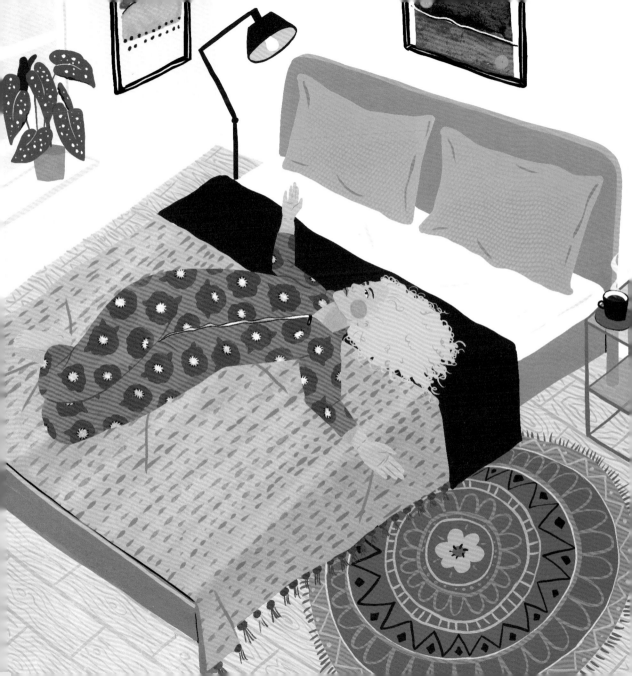

IN THE

KITC

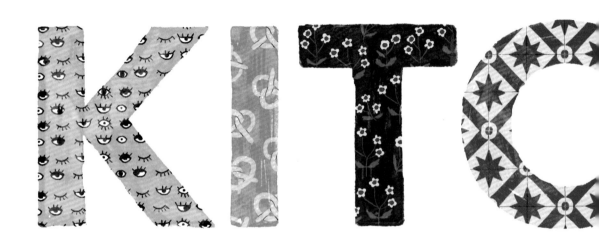

在廚房

現在我們移動去廚房吧；是時候喝杯咖啡和茶了！
當你在等待精釀的飲品時，享受它們飄散的香氣包圍你時，
請持續前進，挑戰你的核心。
你需要一條毛巾，一個流理檯或一張穩固的桌子。

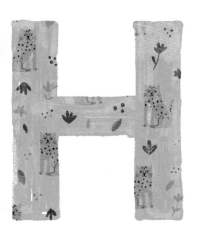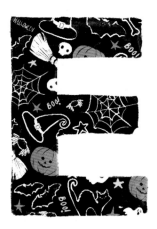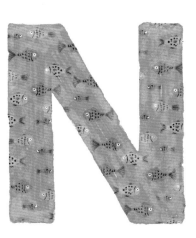

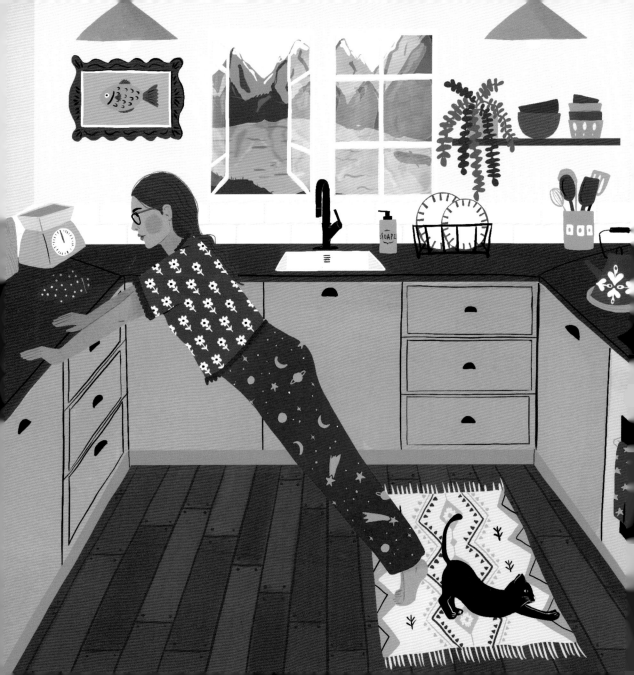

站姿平板

無論你是跑者、登山健行愛好者、
園丁還是高爾夫球手，
只要能讓身體處於中心線，
並較長的時間保持這個姿勢，
你的核心就會變得愈來愈強壯。
做這個動作，你會知道什麼時候
該休息！如果你的手腕受傷了，
試著靠在你的前臂，並在手臂下
加一條折疊的毛巾，讓你更舒服。

好處

加強斜肌、髖內收肌、臀大肌、
股四頭肌和膕繩肌；穩定肩膀、
激活核心、促進良好的姿勢，
並且提高耐力。

變化

增加你做站姿平板支撐的時間。

交替讓單腿離開地面，並保持懸空。

1 站在廚房流理檯前2到3步或更遠的距離，讓你雙臂完全伸直，身體向前傾，雙手請抓住櫃檯邊緣。

2 你的身體會呈一直線，你的肩膀、肋骨、臀部、膝蓋和腳都能對齊——就好像一條直線將你從頭到腳連接起來。同時輕輕地將你的肩膀向下沉，離開你的耳朵，這就是平板位置。

3 保持平板支撐10到30秒。然後回到站立位置。

4 重複3到5次。

後抬腿平衡

如果你每天長時間坐在辦公桌前，你就可能出現髖屈肌緊張、關節錯位和臀肌減弱的風險，而這些都可能導致腰痛。這個練習將幫助你對抗日復一日長坐生活的負面影響。

好處

加強臀部、胸部和背部肌肉；
提高髖關節的靈活性和平衡性；
防止跌倒。

變化

下壓腳背，繃緊腿部肌肉。

當你的腿抬起時，在高一點或低一點的位置停留一下。

1 站在離廚房流理檯1步遠的位置，你的手臂伸直可以搆到檯面或桌子的邊緣。

2 臀部前傾，背部挺直，肘部向後彎曲。同時，將左腿向後伸直，胸部朝流理台，保持頭部和腿部一直線，臀部與地面平行。

3 回到站立姿勢，伸直雙臂，挺胸，將腿放低到地面。

4 重複10到20次，然後換右側完成10到20次。

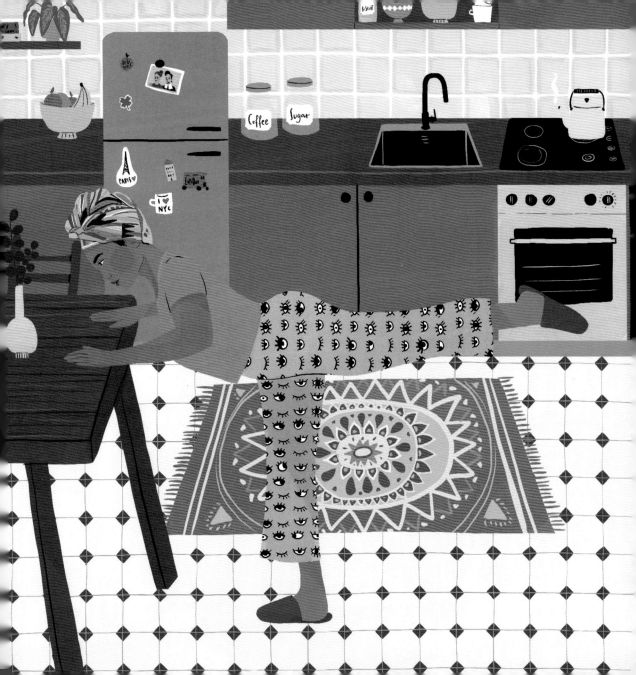

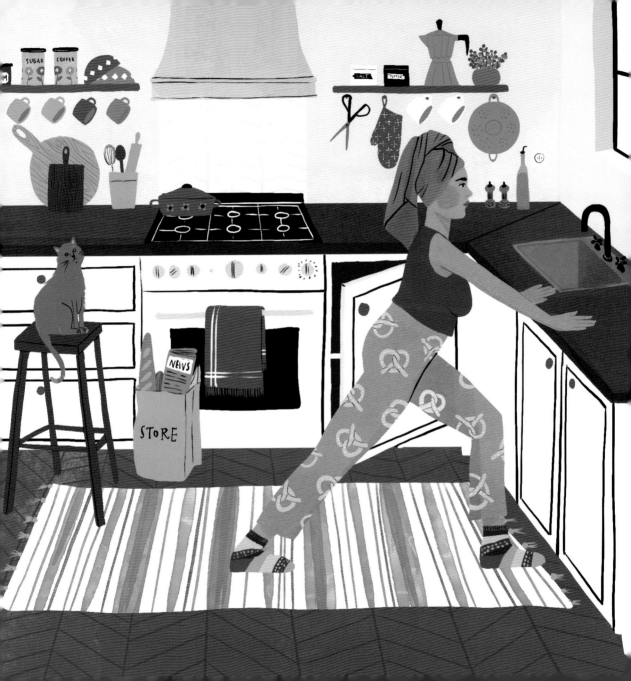

小腿拉伸

散步、遠足或跑步後，
你會發現非常需要這種伸展運動；
做這個動作有助避免小腿和
腳踝肌肉太過緊繃。

好處

提高腳踝和足部的靈活性；
增加小腿肌肉柔韌性。

變化

稍微彎曲後膝，
感受小腿下部的拉伸。

1 面對流理檯，左腿離櫃檯1大步，右腿離櫃檯2大步，然後彎曲你的左前膝蓋，右腿保持伸直。

2 保持這個姿勢，將右腳跟貼放在地板上，感受後側小腿的伸展。

3 呼吸及伸展30到60秒。

4 左右互換，重複以上動作。

桌面拉伸

你可以在任何地方做這個伸展運動——在家、公司、學校、朋友家，立刻放鬆！這是一個很好的壓力釋放方式，有助你在盯著螢幕數小時後重新振作，讓身體回到中位。

好處

伸展肩膀、臀部、臀大肌、腿筋和小腿；恢復筋膜彈性；放鬆身體，平靜心靈。

變化

張開雙臂，將伸展的重點移至胸部或肩膀的位置。

將扶在桌上的雙臂移到左或右同側，讓身體另一側的肋骨更深的呼吸，展開及創造每根肋骨之間更多的空間。

1　站在距離流理檯或穩固的桌子前方，你的手臂完全伸直時可搆到桌面。

2　轉動臀部，身體向前彎，背部拉直，讓你平放在桌面的手和前臂可以支撐你的體重。

3　呼吸，向各個方向擴展你的肋骨。

4　做這個動作感覺舒服的話，儘量延長這個姿勢。

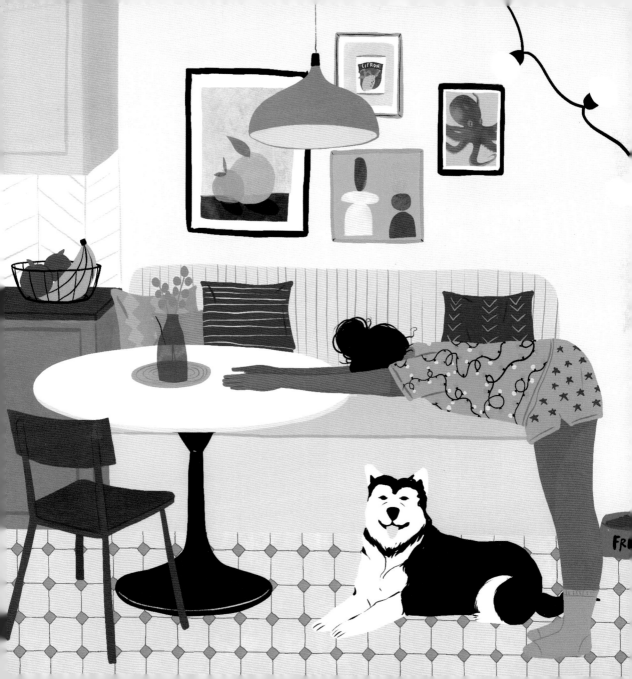

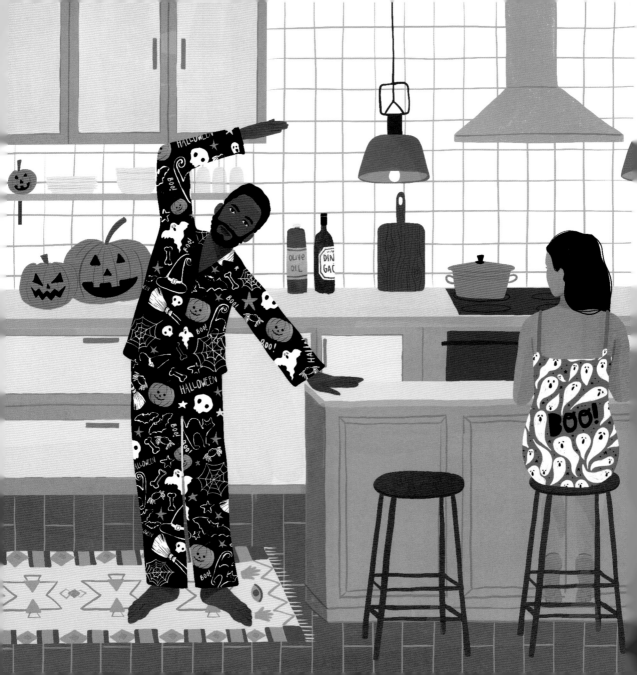

廚房流理檯側彎

我的一個客戶，一位麻醉師，她大部分的工作都在病人身邊徘徊，需要彎曲和扭轉她的上半身，因此她每天必定做幾次側彎來伸展她的肋骨，為她的肋骨和臀部創造空間，讓她身體兩側有很好的緩解及放鬆。

好處
緩解緊張的筋膜；
改善肋骨的活動度；
拉伸斜肌、背闊肌和下背部。

變化
將你的胸部和舉起的手臂更貼近流理檯，感受肩膀後側更深層的拉伸。

1 側身站在流理檯或桌子旁邊，將左手放在上面，將右手臂高舉過頭頂。

2 側身向櫃檯彎曲，感受你抬起手臂的右側肋骨正在伸展。

3 然後回到起始的站姿。保持側彎的姿勢做3個完整的呼吸，雙腳穩定。

4 重複3次，然後轉身換邊，另一側完成3次。

伸展簡訊頸及擴胸

經常發簡訊或盯著螢幕
引起的不良姿勢——（脊椎醫師
DL Fishman博士首稱簡訊頸）
包括傾斜的脖子、
胸悶和上背部肌肉無力，
都是一種毒藥。那麼這項運動
將是它的解藥，你可以在等待咖啡
甚至工作休息時進行此練習。

好處

改善姿勢；擴展胸部，
調節上脊椎伸肌的活動度。

變化

當擴展胸部時，將單臂舉過頭頂。

雙手手指交扣在身體後面，
擠壓肩胛骨以擴展胸部。

1 站在流理檯前，雙腳平行，與臀部同寬，體重均勻分佈在雙腳上。

2 下巴向下，將雙手壓在櫃檯上，將肩胛骨朝斜上方傾斜，使你的胸部指向天花板，於是上背部微幅的拱起。

3 回到你的起始位置。

4 重複5到8次。

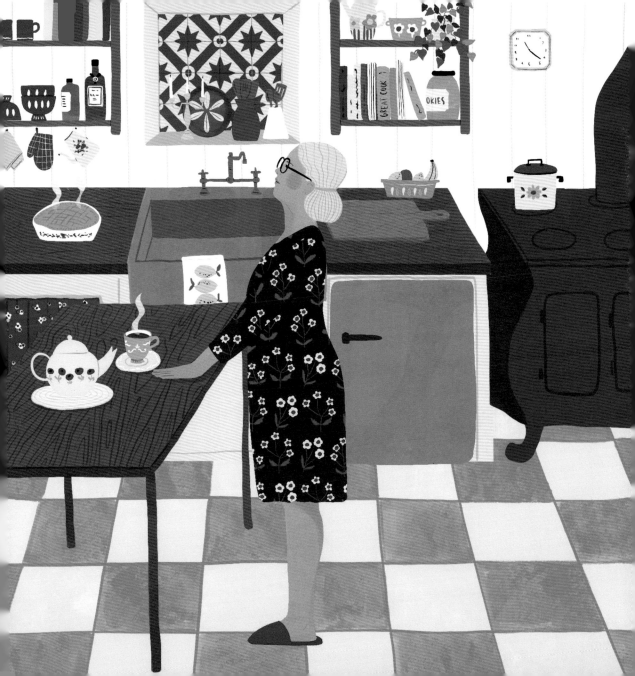

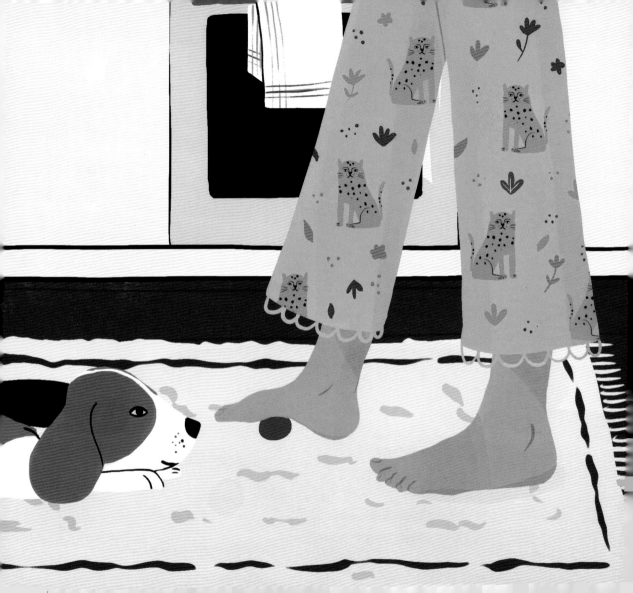

網球滾腳

這是一個向你的腳表達感激的機會。這項運動有益於足部的26塊骨頭、33個關節和100多束肌肉、肌腱和韌帶。做這個動作前為自己準備一個網球。

好處

恢復足底筋膜彈性；
加強腳踝和足部肌肉；改善平衡感。

變化

將腳後跟放在地板上，
將球放在前腳掌下，
將重心轉移到腳掌來壓扁球。
然後讓身體重量回到腳後跟
輕輕釋放壓力。

將腳後跟放在地板上，
將球放在腳掌下左右扭動，
網球會因施力在腳掌下來回移動。

1 單腳站立，一手扶著流理檯或是堅固的桌子。

2 將抬起的腳放在網球上。前後移動你的腳掌，並輕輕按壓網球約30秒。

3 另一隻腳重複以上動作。

數字4坐姿

讓我們把注意力集中在臀部上。
梨狀肌是六個髖部旋轉肌之一，
是位於臀部區域的扁平帶狀肌肉。
它與坐骨神經平行；當它緊繃
和發炎時，可能會出現坐骨神經痛。
在長途飛行或公路旅行坐在車中，
你也會感到臀部肌肉的緊張。
總之，我還沒有遇到不喜歡
這項伸展運動的人！

好處

**伸展梨狀肌和臀部肌肉；
緩解坐骨神經痛。**

變化

你可以躺在地板上
複製同樣的伸展動作。

1 坐在椅子的邊緣，將你的體重均勻分佈在
兩側坐骨，雙腳平放在地板上。

2 將右腿勾起跨向左腿，跨腿的右腳踝放在
左腿大腿上，彎曲右膝蓋向外旋轉離開身
體中線，這時你的腿形成數字4。

3 上半身彎向前，轉動臀部並壓低上身，保
持拉伸30秒。

4 重複數次，再完成另一側的拉伸。

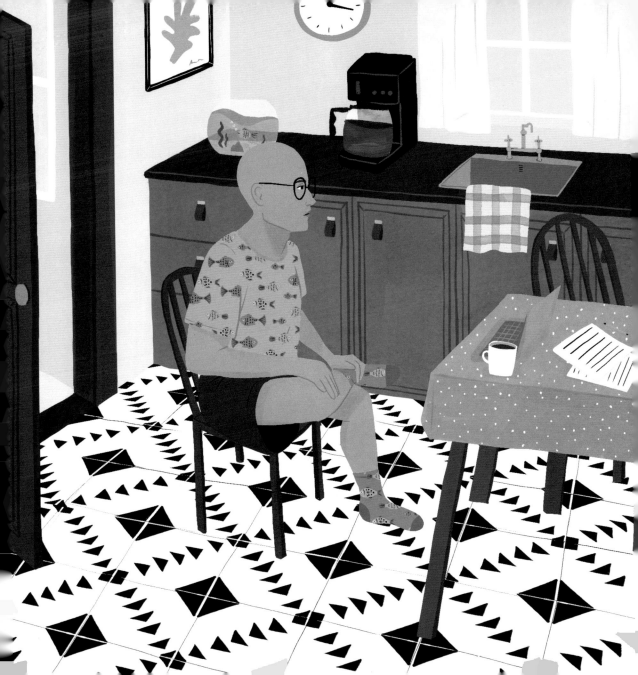

IN THE

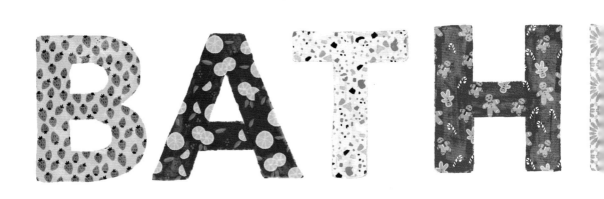

BATHI

在臥室

現在是時候為你的一天做好準備了。但是，為什麼
停止挑戰你的身體？請繼續你的運動！
你只需要手邊的毛巾和枕頭。

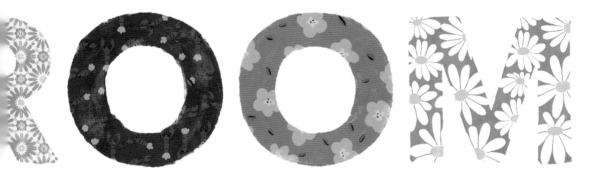

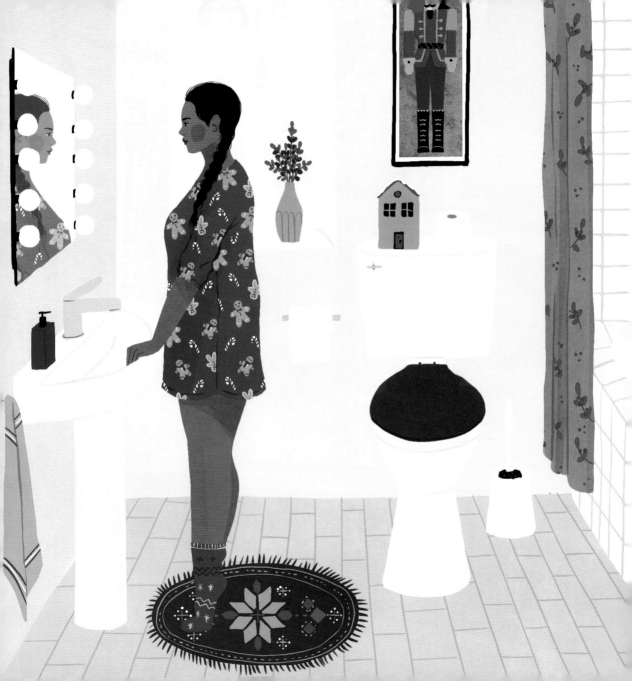

踮腳站立

讓我們站挺，利用小腿肌肉的力量來平衡站在地上的腳趾和腳前掌。

　　這個動作可以加強我們腳踝和足部的肌力，改善我們的平衡。

使用核心；
提高腳踝的靈活性和力量；
加強平衡感；加強小腿和臀部肌肉。

踮起雙腳腳尖，放低右腳跟，
彎曲左腿的膝蓋。
交替放低左腿腳跟，
並彎曲右腿的膝蓋。
來回為1次。重複20到30次。

抬起一隻腳，以單腳站立。
站立的單腳前掌踮高，然後下降
踩在地上。重複10到15次。
然後換腿完成10到15次。

1 雙腳平行站立，將體重平均分配在雙腳上，並將體重壓在兩個大腳趾上。用手握住水槽。

2 抬起雙腳跟並踮起腳尖，將重心放在腳趾和前腳掌上，呼吸1到2次，或者只要你能保持平衡，儘量拉長時間。然後將腳後跟放回地板上。

3 重複完成10到20次。

單腳平衡

一邊刷牙一邊做平衡運動，
真是一箭雙雕啊！做一件事，
得到雙重好處，每天練習這個，
你的臀部、膝蓋和腳踝的肌力
不但會增強，也會讓你的腳更穩定。
單腳平衡這個名字
絕對是向我的馬戲團時代致敬！

好處

加強臀部和腳踝肌力；
加強平衡力；防止跌倒，
額外獎勵是你閃亮亮的牙齒。

變化

將抬起的腿對側的手臂舉向天花板；
然後在換腿時交替抬高手臂。

踮起和放下你單腳站立的那側腳跟。

1　刷牙時，抬起右腿。將重心轉移到踩地的腳上，感受臀部和腿部肌肉正在出力。如果需要，將手握住盥洗台以保持平衡。

2　將腿抬高30到60秒，然後將右腿放回地面。

3　另一側重複。

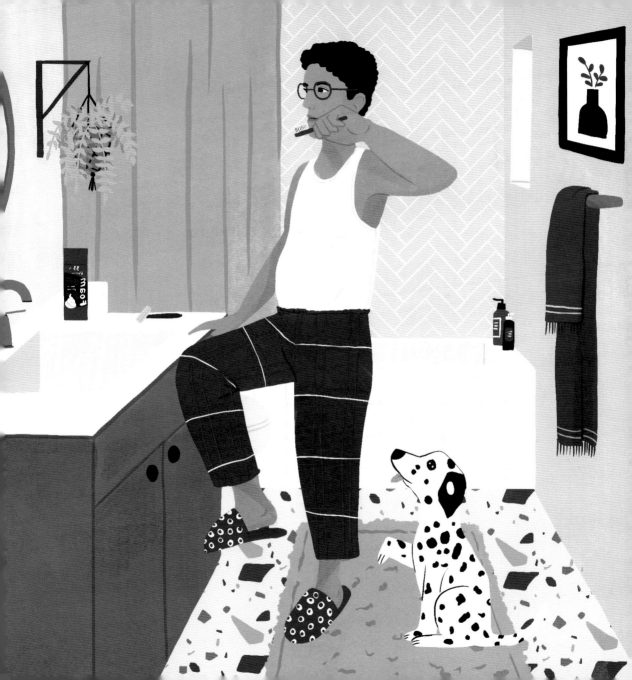

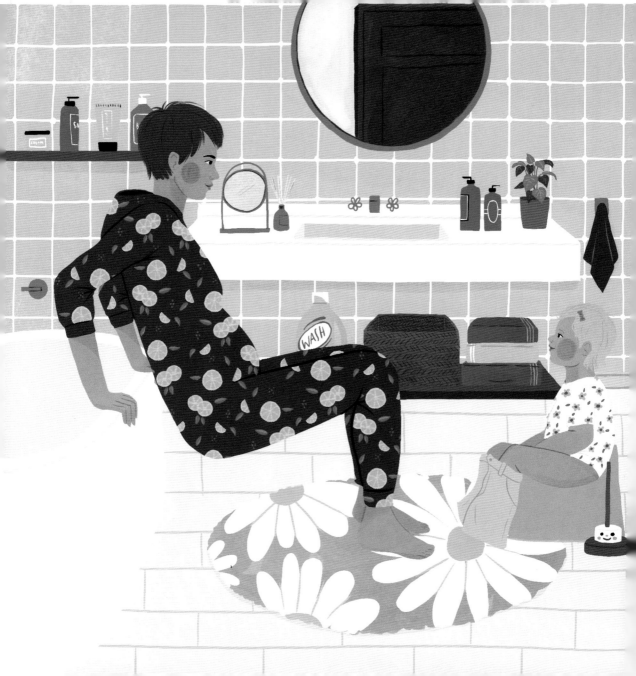

浴缸三頭肌撐體

沒錯，浴缸也可以用來做健身。
肱三頭肌撐體可有效鍛煉
手臂後部——就算是平時對肱三頭
肌訓練沒有興趣的人，
還是能將這個動作當做鍛煉
上肢力量的首選。如果你沒有浴缸，
可利用穩固的椅子或
咖啡桌的邊緣來嘗試。

好處

加強三頭肌；
強化並穩定核心和肩部的肌肉群。

變化

把你的腳從彎曲90度向前移動
幾步，直到雙腿伸直後來做撐體。

用雙臂增加向上和向下撐體動作。

現在結合前述的兩個變化：
伸直你的雙腿並添加上下
撐體的動作。你以後會感謝我的！

1 站直，背對浴缸距離1步，將手臂放在身後。彎曲膝蓋，將雙手撐直放在浴缸邊緣，手掌朝下，手指放在浴缸外。

2 把你的腳往外走一步，讓膝蓋彎曲成大約90度。

3 彎曲手肘，將臀部向地面降低，直到手肘彎曲成約90度。

4 然後再伸直雙臂，慢慢將自己推回起始位置。

5 重複10到15次。

水槽深蹲

為了保持市民身體健康，莫斯科和墨西哥城都曾實施過一個有趣的措施：他們開放通勤者在車站做深蹲以換取免費的地鐵票。你也可以這樣做，但要穿著睡衣，握著水槽。放兩個湯罐頭或輕量啞鈴來做一些變化。

好處

啟動核心肌群；加強股四頭肌、臀大肌、膕繩肌和背闊肌；改善踝關節、膝關節和髖關節的靈活性。

變化

以深蹲的姿勢增加站起及蹲下的難度。

將湯罐或重物握在手中，並在下蹲時將手臂向前伸，雙手手掌朝內。

1 站在離水槽大約半步遠的地方。雙手抓住水槽的邊緣。

2 將膝蓋彎曲成90度，就像坐在椅子上一樣，上半身從臀部略微向前傾斜，同時保持脊椎中立。

3 要伸直雙腿時，將腳後跟踩向地板，回到起始位置；你應該感覺到你的臀部肌肉在用力。

4 重複10到30次。

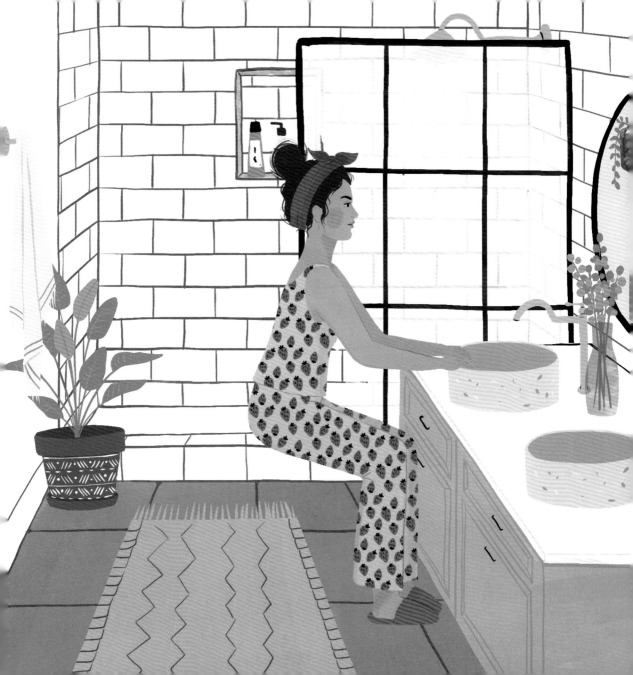

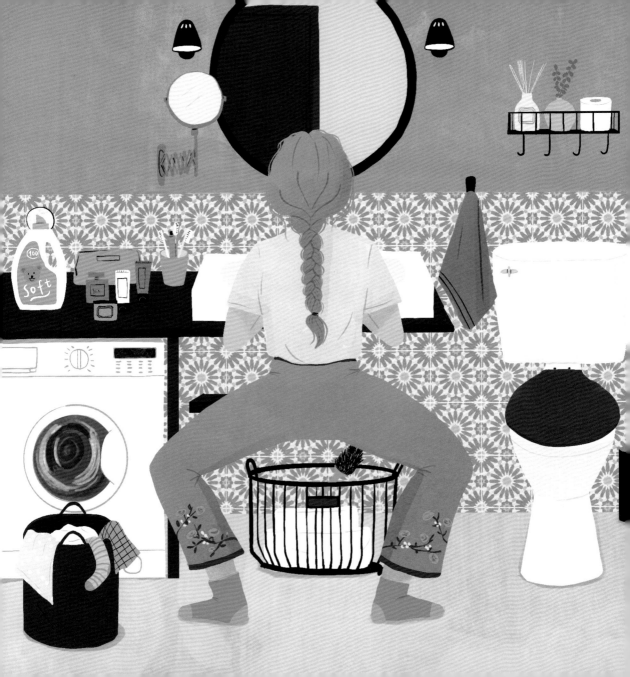

芭蕾蹲

這個動作是芭蕾舞的基本練習，
也是我的客戶經常做的動作。
做芭蕾蹲時想像一下背景正演奏著
柔和的鋼琴，就好像你正在接受
芭蕾舞者的訓練。藉此，甚至可以
激發你做出更流暢、更優雅的動作！

好處

強化臀大肌，股四頭肌、
膕繩肌和內收肌（大腿內側肌肉）；
改善平衡感。

變化

蹲下時往前抬平你的手臂。

隨著你的平衡度改善，
蹲下時將手臂高舉過頭頂。

1 站直，雙腿張開大於臀部距離，腳尖指向
正前方；握住水槽的邊緣以保持平衡。

2 利用轉動雙腿打開臀部，使膝蓋和腳趾從
中線向外移動45度。

3 保持雙腳穩穩地放在地面上，將膝蓋彎曲
到大約90度，確定膝蓋與腳趾對齊，脊椎
處於中立位。

4 將雙腿伸直，回到起始位置。

5 重複10到20次。

手腳伸展虎式平衡

如果你想加強你的下背部肌力，這是一個很好的訓練。手腕比較柔軟的人可以彎曲手肘，再將前臂放在浴缸邊緣的折疊毛巾上進行這項運動。如果你的浴室空間狹窄，移到客廳地板做這個練習。

好處

啟動核心肌群、肩部、
脊椎和髖部穩定肌群；
加強臀部肌力。

變化

保持這個姿勢做2或3次呼吸。

保持身體和臀部的
中線穩定的同時，
增加抬單腿及放下的動作。

1 四肢跪地時，雙手和雙膝找到穩定中線位置。將你的肚臍內縮向脊椎方向來啟動你的核心，並將你的目光看向地面。

2 使用你的核心力量，向前伸展右手臂，手掌朝內，同時將左腿向後伸直。保持臀部水平，避免體重從一側轉移到另一側。

3 將伸直的右手臂和左腿恢復到四肢跪地的姿勢。

4 重複完成3到5次，然後換邊，用左側的手臂和右腿完成3到5次。

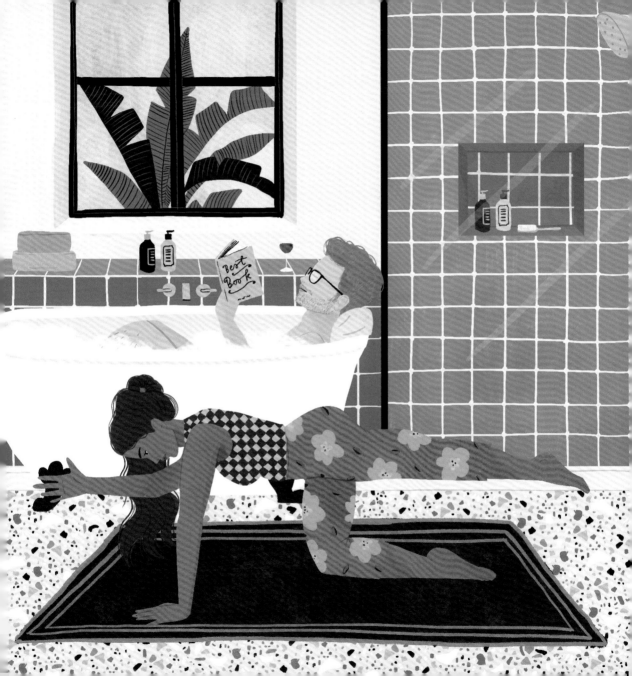

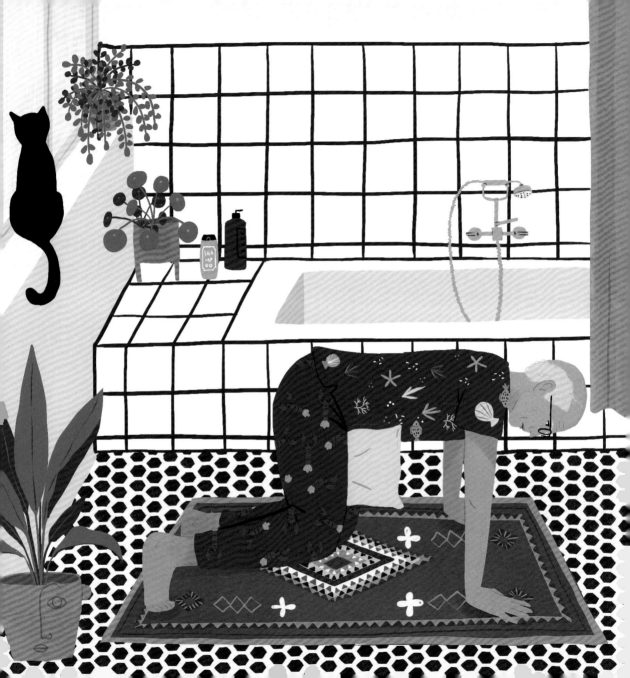

雙膝提舉

這個練習看起來很容易，
實際上卻非常具有挑戰性！
只要保持這個動作的時間夠長，
你就能感到心跳加速和肌肉顫抖！
你可以折疊一條毛巾放在膝蓋
下方，增加舒適感。同時在附近
放置一個枕頭來進行練習。
如果浴室過於狹窄，
請將此練習移到客廳地板上。

好處

加強脊椎、內收肌、背闊肌、
股四頭肌和髖屈肌的肌力；
加強核心、肩部和骨盆部位的
薦髂關節的穩定肌；提高肌耐力。

變化

當你四肢撐地，膝蓋懸空於
地面時，交替的抬起和放下單腳。
過程保持臀部穩定，
以免身體向左或向右傾斜。

1 雙手掌及雙膝著地，身體找到中心位及平衡。將你的肚臍拉向脊椎以啟動你的核心，並將你的目光看向地面。

2 然後將腳趾踩向地面，並在雙腿之間放一個枕頭並用雙腿夾住它。將雙膝稍微抬離地板，懸空在地面上方。

3 保持姿勢並做1次完整的吸氣及呼氣（參見第24頁），再將膝蓋放回地板。

4 重複完成5到10次。

站姿伸展股四頭肌

當你跑步、騎自行車還是整天坐在辦公桌前，都可能感受到那僵硬和縮短的股四頭肌。這個拉伸動作會拉長你的股四頭肌，也會提高膝蓋的靈活性。如果你的雙腳站立時不太穩定，你可以利用側躺時做同樣的伸展動作。

拉伸股四頭肌；
增加膝關節的靈活性。

握住腳背，將尾骨向前縮，
感受大腿前側和髖屈肌更深的拉伸。

1 身體側向水槽，雙腳站直與臀同寬，腳趾指向前方；靠近水槽的單手扶住水槽以保持平衡。內縮肚臍往脊椎方向來運用核心力量。

2 往身後抬高並彎曲單腿膝蓋。將同側的手臂伸到身後握住腳背。利用你的核心力量站直，避免背部拱起或抬肩。

3 保持這個姿勢30到60秒。輕輕地將腳放回地上。

4 另一側重複。

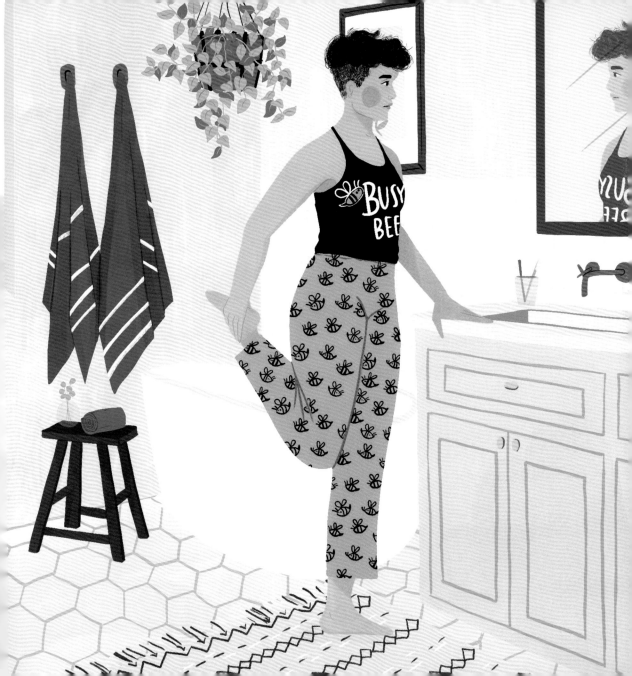

IN THE

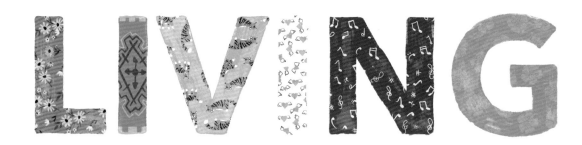

LIVING

在客廳

這麼多客廳家具可以利用，時間可不能這麼少！所有的地板動作都可以在墊子上、
在地毯上或直接在地板上進行。你需要一把穩固的椅子、沙發或咖啡桌；
準備一個枕頭、一個湯罐頭或輕量的啞鈴。

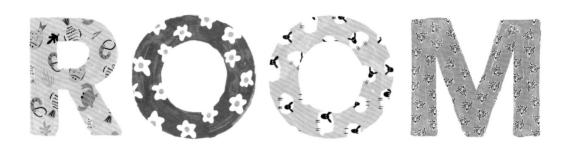

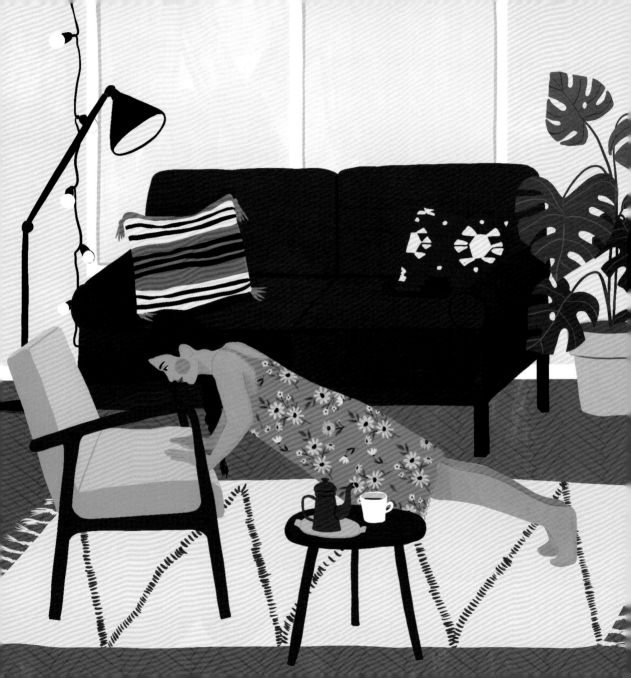

大法官每日的
俯地挺身

俯地挺身是增加全身肌力的運動。
而且，如果已故的美國傳奇女性，
露絲‧拜德‧金斯伯格法官在她
八十多歲時仍然天天都在
做這項運動，那麼，你也可以做到。
你可以修改這個動作，如降低膝蓋
位置更接近地板來增加強度。
你也會是傳奇法官一族！

好處

加強三頭肌、胸肌、臀大肌、
和股四頭肌；啟動核心和肩部
保持穩定的肌群；改善姿勢和耐力。

變化

降低身體的高度接近沙發，
增加手臂彎曲及伸直的動作次數，
讓身體撐起及俯向地面。

1 跪在離你3到4步距離的沙發或穩定的椅子
旁。探身過去將雙手扶在穩固的沙發平面
上，這時雙手與肩膀同寬。

2 擴展你的胸腔，讓兩側的肩膀離開你的耳
朵，感覺你的肩膀和手臂的後側肌肉正在
使力。

3 踮起腳尖，抬起膝蓋離開地面，雙臂打直
做出平板的姿勢；啟動核心的力量。

4 將手肘彎曲約90度，降低你的身體朝向沙
發或椅子，後手肘向後指。然後再拉直你
的手臂回到平板姿勢。

5 重複10到12次。

坐姿滾背

這是一項具有挑戰性的腹部鍛煉，你可以坐在辦公桌前、在長途飛行中試著打發時間或在深夜看電視時練習！

好處

加強核心、肩部、脊椎的肌力，以及肌肉、髖屈肌和腹斜肌的穩定度。

變化

將你的手臂向前或向上舉高。

將雙腳抬離地板，使用大腿後側力量為身體作支撐及平衡。

1　坐在椅子的邊緣，上半身中線拉直。雙腳平放在地板上，雙腳踩住地面。

2　將雙手放在身後的椅子上，手肘略微彎曲，手指朝向前方，肩膀下壓離開耳朵。

3　縮肚臍朝脊椎內縮，將重心轉移到坐骨後部，想像有一碗水放在你的肚子上。身體向後往椅背滾動半身的距離。當你滾動時，你的脊椎會形成一個J字狀。

4　保持這個姿勢做一次呼吸，再回到起始位置。

5　重複10到15次。

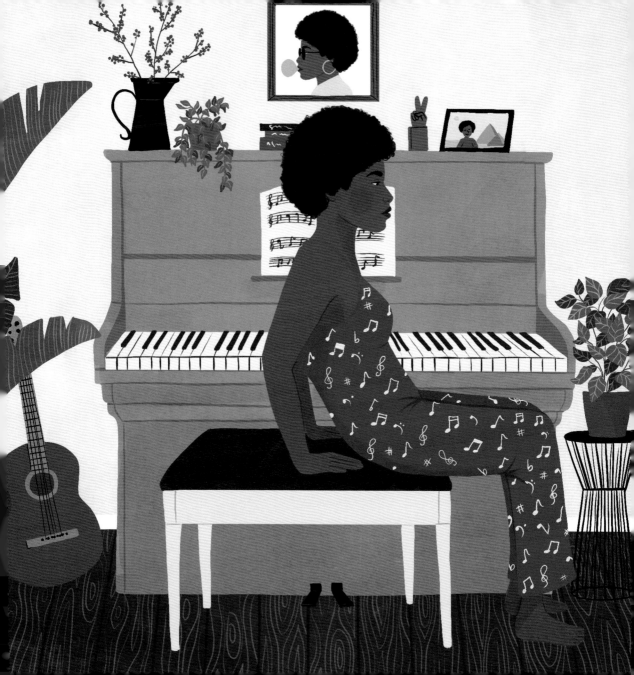

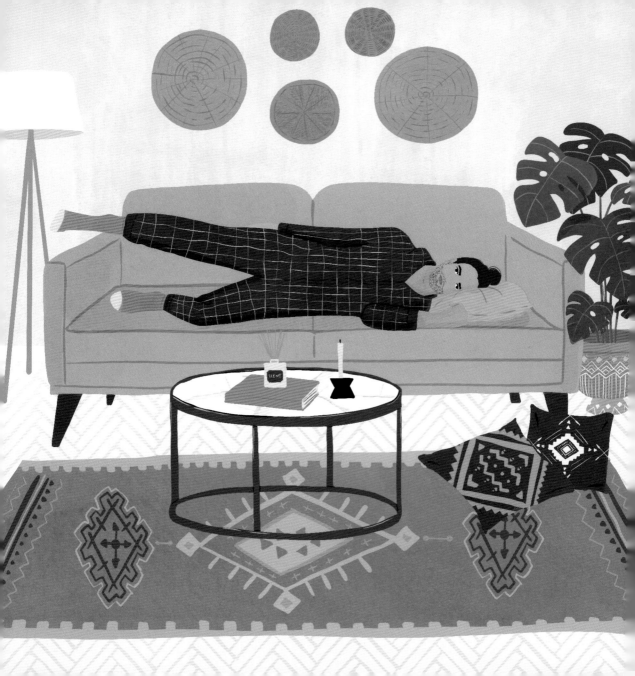

側臥側抬腿

側臥練習有助於調節、加強和讓臀部及膝蓋回到中線位置。做這項練習，專注在移動時，只用到臀部肌肉。隨身準備一個枕頭。

好處

加強髖外展肌和臀肌；
啟動核心和臀部的穩定肌群；
改善平衡感。

變化

將你朝上的手放在大腿上，為你正在抬起的腿提供阻力。

伸直你靠著椅面的腿來挑戰你維持身體中心線和平衡的能力。

1 側躺在地毯、墊子或沙發上，身體維持中心線，用枕頭支撐頭部。彎曲你壓在椅子或地板上的左手臂，或放在枕頭下讓頭部有額外的支撐。彎曲你壓在椅子或地板上的左小腿，並將你朝上的右手臂輕放在你的側身。

2 抬起和放下你的右腿，同時保持你的左腿一直貼在椅子或地板上。

3 重複10次，然後換邊，另一側完成10次。

側臥前伸腿

你正打算或已經側臥在沙發上了嗎？
那就接著來做腿部伸展動作吧！
你可以在地毯或墊子上
做這個動作，或者，再舒適一點，
側躺在沙發上進行。
隨身攜帶一個枕頭吧。

好處

啟動核心肌力；
加強髖關節的外展肌和臀肌；
增加髖關節活動度；
穩定臀部和脊椎；改善平衡。

變化

伸直你的小腿；這個動作將挑戰你
維持身體的中心線及平衡。

1 側躺，身體維持好中心線，用枕頭支撐頭部。彎曲你下側的右手臂並將手臂放在地板上或枕頭下，讓頭部有足夠的支撐。彎曲你靠在下側的右小腿，並將你的左手臂輕放在身側。

2 將朝上的左大腿向前抬平至臀部高度，保持大腿筆直並與地面平行。同時彎曲膝關節，這時膝關節和髖關節處都為90度角。

3 伸直剛剛抬起的左大腿，直到臀部、膝蓋和腳部在一直線上。

4 重複10次，然後換邊，另一側完成10次。

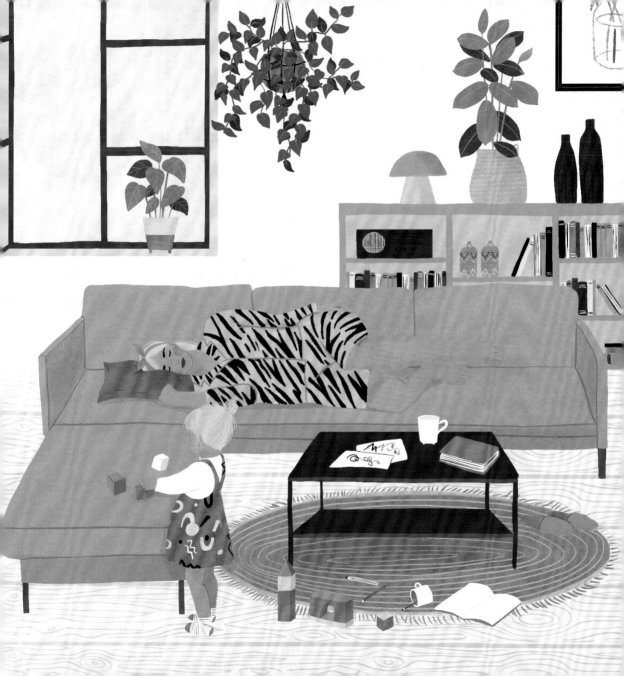

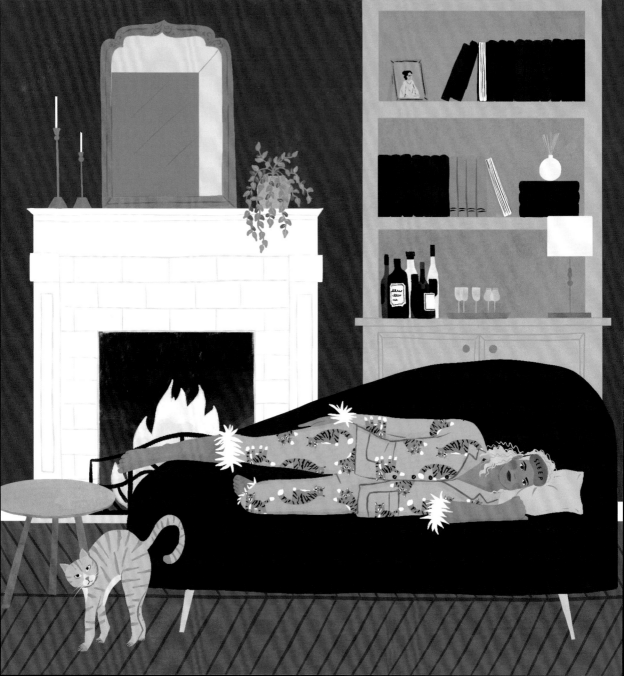

側臥腿畫圓

經過之前的側臥練習後，你的臀部肌肉可能已有些疲勞，但你會從這些大腿骨連結髖關節的運動中發現許多好處。你可以在這項練習後按摩臀部肌肉，來幫助恢復。

好處

啟動核心；加強外展肌和臀肌；增加髖關節的活動度；穩定臀部和脊椎；改善平衡。

變化

將倚著椅面或地板側的腿完全伸直；這對身體保持中心直線及平衡會更有挑戰性。

1 側躺，身體維持好中心線，用枕頭支撐頭部。彎曲你下側的左手臂並將手臂放在地板上或枕頭下，讓頭部有額外的支撐。彎曲你的左側的小腿，並將你的上側右手臂輕放在身側。

2 雙膝都彎曲約45度，並保持雙腿併攏。

3 抬起並伸直你的右腿，保持你的腳與臀部水平。然後從髖關節處轉動你的腿，畫一個小圓圈。

4 重複順時針畫圓5次，逆時針完成5次。然後躺往另一側，順時針完成5次，逆時針完成5次。

不討喜船式

這個練習通常被健身運動的愛好者稱為「開胃菜」，但我的一個客戶開玩笑地將其重命名為不討喜的開胃菜！
如果這個船式練習對你來說太有挑戰性，仍請慢慢的開始；最終你一定做得到。

好處

加強髖屈肌群、核心肌肉、
股四頭肌和小腿；
活化肩部和脊椎穩定肌群。

變化

將雙腿完全伸直、併攏，
並向下壓腳背讓腳趾尖向前指。

將手臂伸直前伸，或抬高過頭頂。

1 坐在沙發的邊緣，雙手放在旁邊，手指指向前方。

2 收肚臍貼近脊椎，感覺核心出力。收緊尾骨，將體重轉移到坐骨後部。

3 彎曲膝蓋，一次抬起一條腿。雙臂前伸，胸部及肩膀擴開。如需要支撐，請扶住大腿後側。

4 保持這個姿勢3次呼吸，然後將抬起的雙腿，分腿——放低至起始姿勢。

5 重複3到5次。

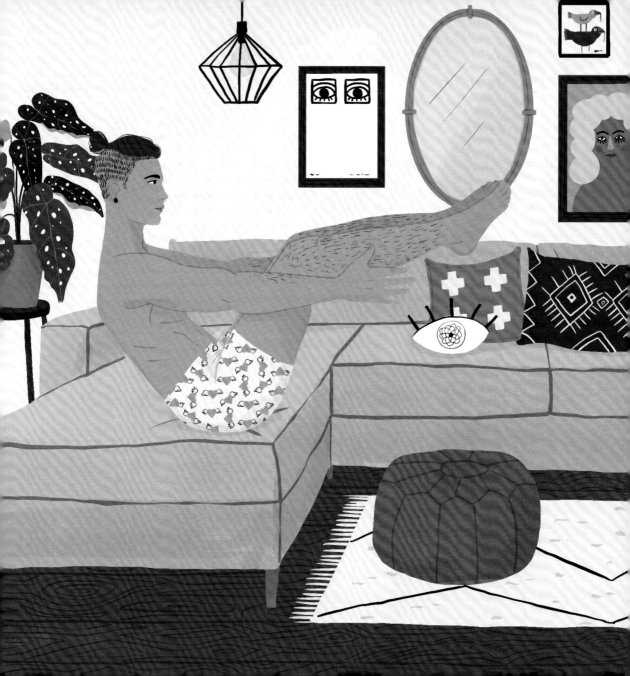

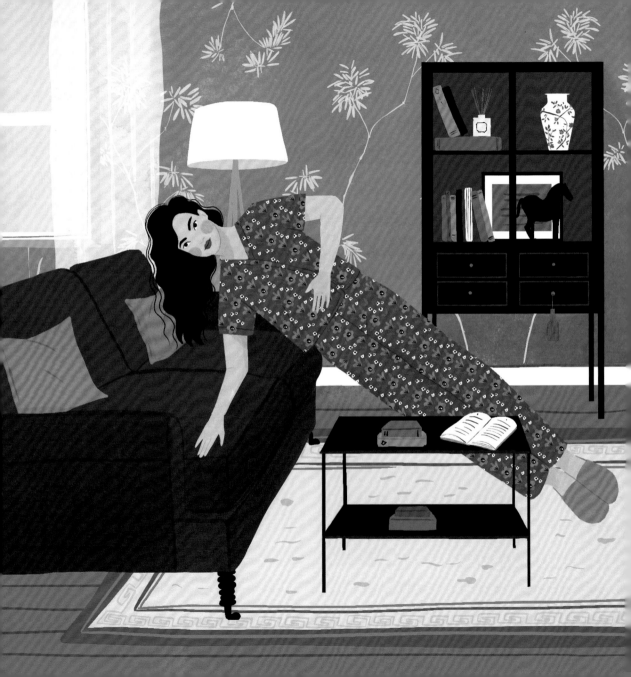

沙發側平板式

比站姿平板（第49頁）更具挑戰性的是什麼？沙發側平板式囉！在這個平板式練習中，挑戰就是以身體的單側保持平衡，支撐身體的支點是在沙發上的手臂和地板上的腳。它比任何運動都更能加強你的核心，準備一個罐頭以備不時之需。

好處

加強臀大肌、外展肌、內收肌、外斜肌和三頭肌；活化核心、脊椎和肩部的穩定肌群。

變化

抬高再放下不做支撐的手臂和大腿。再給自己額外的挑戰，可以在你的手上多拿一個湯罐。完成10次。

1 在離沙發半步的地方側身跪下。將單手前臂放在最靠近沙發邊緣的位置，手掌朝下，手肘在肩膀正下方。

2 在不動的情況下，試著將手肘往下撐、更接近胸腔，並穩定肩關節。

3 單腿往沙發最遠處伸直，然後再伸出另一條腿，使雙腿疊在一起。利用你的核心來幫助支撐的前臂和保持雙腳平衡。維持這個姿勢10到30秒。

4 另一側重複。

天鵝式

天鵝式是皮拉提斯訓練的經典熱身動作，有助於擴張你的胸部並延展你的腹肌。隨時收緊你的核心，並在整個運動過程中運用到腹部肌肉，幫助你保護你的後背肌群。準備一個枕頭以備不時之需。

好處

加強脊椎伸肌、核心、臀大肌、胸肌肌群、三頭肌和二頭肌；活化脊椎和肩部負責穩定的肌群。

變化

當你彎曲你的手肘，同時降低上半身高度時，你可以向上抬起單腿。然後嘗試抬起雙腿。如果需要，可以在臀部下方放置一個枕頭以保持舒適。

1. 將你的肚子及額頭靠在墊子上，手掌朝下放在略低於肩膀位置的地板上，手肘彎曲向斜後方。

2. 把你的雙腿向外轉動至比臀部距離稍寬的位置。壓腳背及腳趾讓雙腿出力。

3. 收緊你的核心，放在地墊上的雙手出力推直，順勢抬高你的上半身離地。根據你的柔軟度，頭部、胸部和胸腔都可能一併抬高。

4. 將上半身抬高到舒適的高度後，回到起點位置。

5. 重複5到10次。

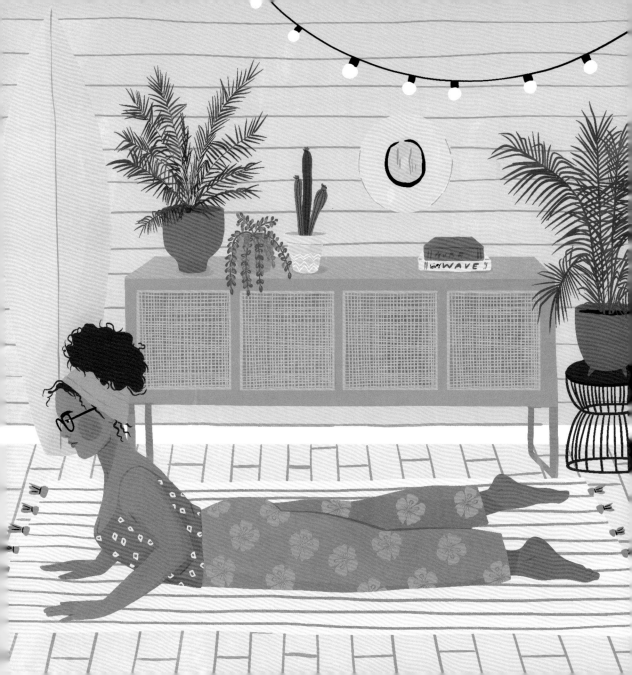

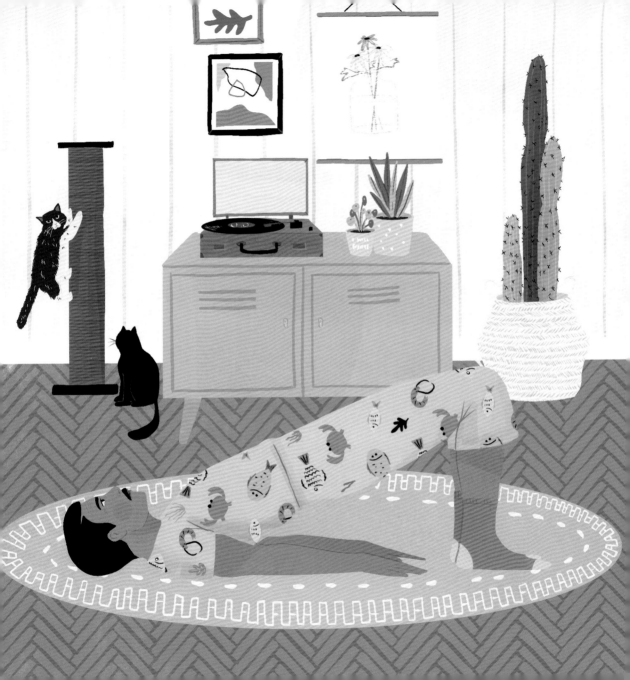

臀大肌橋式訓練

這個練習就是你的臀大肌迷你訓練。臀大肌為正確的步行、站立和坐姿起到關鍵作用，是跑步的推動力。強壯的臀部肌肉在許多不同的運動中支持著我們的下背部，保護我們並防止受傷。加強臀大肌；臀大肌就支持你！

好處

增強臀大肌和腿筋；活化核心、脊椎和肩部的穩定肌群。

變化

當你的脊椎被撐起時，將單腿伸直抬起，與臀部同高像一個桌板，屏住呼吸，然後將腿放下，換另一腿重複，算1次。重複3到5次。

1 仰臥，身體成一直線，手掌朝內或朝下，以舒適者為準。將雙腳平放在墊子上，膝蓋彎曲，雙腿分開平行，與臀部同寬。

2 雙腳踩向墊子，膕繩肌和臀大肌用力，然後將背部抬離墊子。讓膝蓋與臀部、肋骨和胸部成一直線，同時將頭部、肩膀和手臂放在墊子上保持身體穩定。

3 保持這個姿勢做1次呼吸，感受臀部正在出力。回到起始位置。

4 重複10到15次。

挑戰腹肌

為這個練習做好準備，
調整自己的節奏，挑戰更難的變化，
我保證你的核心最終會為你微笑！
你需要一個枕頭來做這個練習。

好處

**強化內收肌、外展肌、股四頭肌、
髖屈肌和斜肌；活化核心、
脊椎和肩部的穩定肌群。**

變化

從第2步驟開始，將單腿抬向胸部，
同時將另一條腿降低到地板上，
然後切換。重複10到15次。

從第2步驟開始，單腿在天空
畫大圓，另一腿保持向上抬高，
單腿畫圓完成10到15次。
換邊，另一側再完成10到15次。

1　仰臥，身體成一直線，手掌心朝下。將枕頭放在臀部下方，支撐骶骨和腰椎，讓你增加舒適感。

2　內縮肚臍往脊椎方向收緊，像是腰椎有個凹陷。一次抬起一條腿，膝蓋彎曲成45度像個桌板後，再一起向上抬高伸直雙腿。

3　雙腿分別向左右兩側放低，遠離中線，全程保持核心收緊腰椎凹陷。然後慢慢地將雙腿抬高。

4　重複10次。

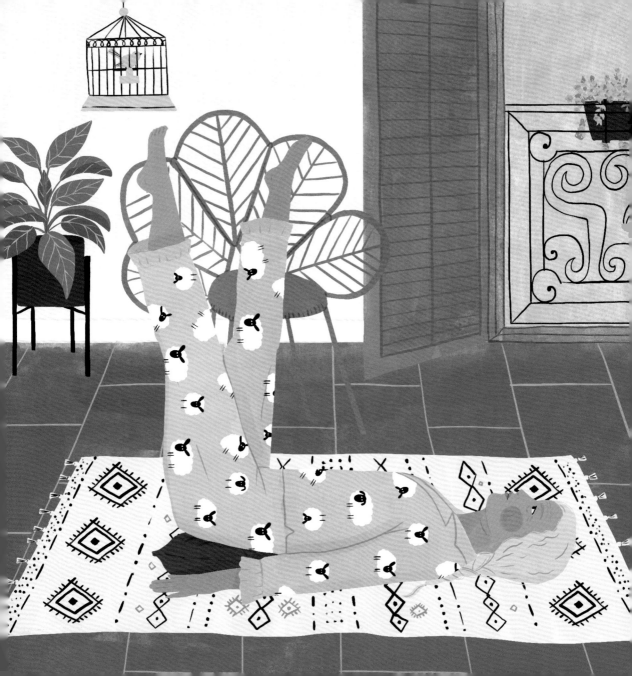

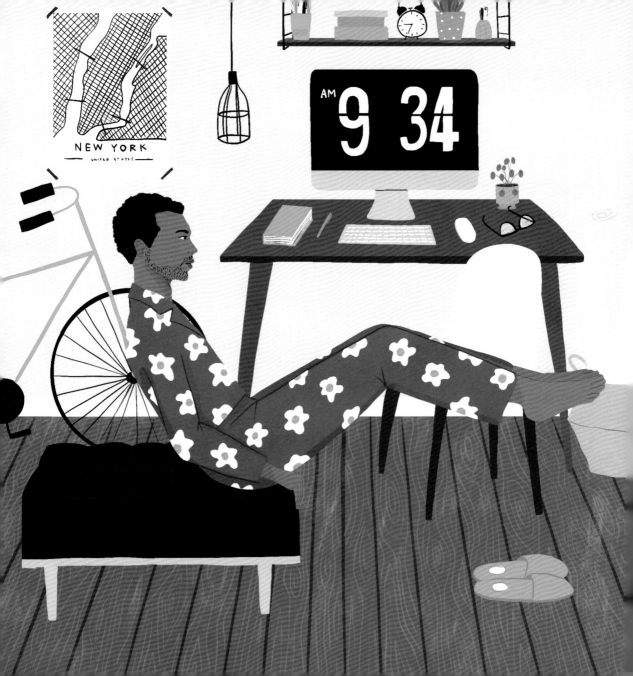

臀畫圓

這不僅僅是個扭臀的動作，所以可別輕易的放過這個練習。萬一你感覺根本沒有轉動你的臀，只在旋轉你的膝蓋，那就不要讓姿勢愚弄了你！確實做好這個練習，加強你的核心和臀部肌群的穩定性，並潤滑你的關節。

好處

加強核心、三頭肌、背闊肌、斜肌、內收肌、外展肌、股四頭肌和髖屈肌。

變化

畫更大的圓圈，保持骨盆穩定。

用完全伸直的雙腿畫圓，迎接更大的挑戰。

1 坐在沙發的邊緣，雙手扶握邊緣，雙臂手肘略微彎曲。

2 收緊肚臍往脊椎方向內縮，並將尾骨向前，將重心轉移到坐骨的後部。

3 先抬起一腿，再抬起另一腿，讓雙腿平行，利用坐骨保持平衡。保持膝蓋略微彎曲，並略低於肩膀高度。展開你的胸部，讓你的肩膀往你的耳朵反方向下壓。

4 利用臀部畫小圓，雙腿則同步順時針畫圓圈。

5 重複5到10次，然後反向以逆時針方向完成5到10次。

咖啡桌跪姿前踢

這個踢腿絕不是武術動作，但對於任何想要加強他們的斜肌和臀肌的人來說，絕對是一個有用的練習。在手前臂下放一個枕頭可以增加舒適感。

好處

加強斜肌、背闊肌、髖屈肌和臀肌肌力；活化核心、脊椎、肩部、髖部和骶髂關節的肌肉穩定度。

變化

將伸直的一腿添加向上及向下的擺動動作，保持腳跟、膝蓋和臀部在一直線上。

伸腿的一側，將臀部和膝蓋都彎成90度，然後再將腿伸直，回到起始位置。

1 首先在距離咖啡桌（或沙發）半步的地方，右側身跪下。

2 將靠近桌子的右側手前臂放在桌子邊緣，手掌朝下，肘部位於肩膀正下方。

3 將你的左側腿向側邊伸出，並從地板上抬起。將你的重量分配在你的右手前臂與跪在地板上的右膝蓋之間。

4 將抬起的左腿從臀部位置向前踢，然後再把它往你的上半身和軀幹後面擺動，同時穩定你的脊椎和骨盆。

5 重複10到15次，然後換另一側完成10到15次。

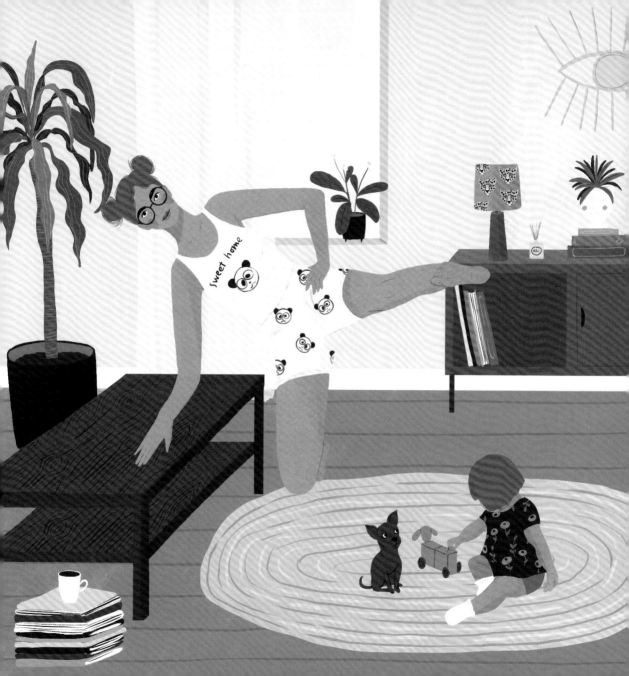

你要的課表

有許多客戶，他們多年來過度使用或長期重複了
一些動作，造成了身體的壓力而來找我，
我使用這本書中的練習，為這些常見的症狀設計了
專門的動作組合來解決他們的困擾。
我希望你也能在這裡找到一個最喜歡的課表；
如果還不夠，請找到本書中的「好處」，這裡有訓練效益的指南，
然後自行編寫！我建議使用臥室的訓練作為任何課表的熱身，
然後再調整動作的順序來適應你的居家環境和舒適度。

辦公桌久坐族

長時間久坐會導致髖屈肌緊張、臀肌無力、下背部疼痛，並最終導致受傷。盡量減少坐著的時間，使用符合人體工程學的椅子，並在休息時做這些簡單的練習。

背痛

脊椎需要同時保持穩定和靈活。久坐、不良姿勢、太多重複動作和缺乏核心力量會導致身體肌力不平衡和背痛。無論你需要舉起沉重的水泥袋、移動箱子、還是你的背部好像很敏感又容易疼痛，你的脊椎會很喜歡這一系列的練習！

給運動員

如果你參加馬拉松比賽、在游泳池游了不少圈、去陡峭的山峰攻頂健行，或在周末打高爾夫球，那麼這套課表就適合你！你會因此感到能量、身體協調性更好、精力充沛，可以為任何高強度活動做好準備。

給園丁

園藝就是運動！你隨時向各個角度移動——拔除雜草、舉起沉重的花盆和保持尷尬的姿勢。你需要為這些活動提早給予訓練，就像準備一場競技、比賽或游泳時一樣。這裡的練習可以幫助你在雜草中活動。

找回平衡感

作為馬戲團的表演者，我曾經練習如何跌倒，而現在我做的恰恰相反——我教人們如何防止跌倒。這裡的練習可以幫助你提高平衡感、增加核心力量和雙腳的穩定性。

增加靈活性

談論到動作的靈活性，就是輕鬆地向各個方向移動身體的能力。我們也曾提及筋膜的重要性，它是將你的身體連接在一起的軟結締組織。隨著受傷、老化或缺乏運動，你的筋膜可能會沾黏並卡住，導致身體力學不佳並可能出現疼痛。這些練習可以讓你在伸展中延展筋膜。

懷孕中

懷孕期，必須專注於身體的中心線、有系統的基礎運動，並加強你的核心來支撐你的背部。這些練習可以增強你的能量，改善你的姿勢，並幫助你輕鬆的度過孕期。在整個妊娠期間請避免俯臥，到了妊娠中期和晚期時還要停止仰臥的運動。

（懷孕中期和晚期，你可以坐在椅子或健身球上進行這個動作。）

給新手媽媽

產後經過6到12週放鬆開心的日子後，是時候開始重建你的核心了。傾聽你的身體：你可能需要更多或更少的時間來恢復，無論如何，吸氣呼氣的呼吸練習可以讓你的身體回到中線，更快地癒合。

致謝

我要感謝 Begin Pilates裡所有優秀的朋友

以及客戶們的支持和投入。

非常感謝 Kacie Dart和Susan Hodge一直做為我的傳聲筒,

感謝Carly Larsso以最大的熱情在這本書的前期階段幫助我。

此外,感謝Janell、Monika、Paula、Sandra和 Ruth一直以來的支持。

我還要為令人讚嘆的Chronicle Books團隊歡呼,

尤其是Rachel Hiles和Maddy Wong。

感謝我可愛的女兒Alina和Imogene,

還有我最棒的先生 Danny,你們的愛和鼓勵是我最大的幸福。